AF619671

ÉTAT
Déplorable des Aliénés.

MOYENS
D'AMÉLIORER LEUR SORT ET DE LES GUÉRIR.

PAR

Un ancien Fondateur et Directeur d'Hospices d'Aliénés,

SUIVI

D'une Notice Biographique sur les Travaux et Fondations de l'auteur.

PARIS,
IMPRIMERIE DE CHASSAIGNON,
rue Gît-le-Cœur, 7.

1850.

deux genres : les unes sont *surnaturelles,* les autres sont *naturelles.*

Les premières altèrent, troublent, suspendent, détruisent l'union et l'harmonie qui existent entre les deux substances et affectent l'esprit. Les secondes altèrent, troublent et affectent le corps dans sa totalité ou dans une ou plusieurs de ses parties.

Il y a des maladies *surnaturelles* , des maladies *naturelles* et des maladies *mixtes.*

La science nous enseigne à en faire le discernement et nous guide dans le choix des moyens propres à les guérir.

L'art est l'auxiliaire de la science.

Rejeter la science, pour se borner à l'art, c'est condamner le plus grand nombre des malades à l'incurabilité et à la mort; et c'est malheureusement ce qui a lieu maintenant à l'égard des aliénés, des épileptiques, etc., etc.

Sans la science le médecin agit en aveugle; il n'est qu'un empirique ; c'est un charlatan qui applique un emplâtre sur une jambe de bois : son remède n'a aucun rapport avec la maladie.

Sans la science, l'art torture inutilement les malades : il ne les guérit pas : le plus souvent il les tue.

L'art sans la science, c'est les ténèbres et la mort; c'est le néant, le chaos, l'athéisme, le matérialisme, le magnétisme, le phrénologisme; Esculape, Sérapis et tout l'attirail des superstitions idolâtriques, pharisaïques avec un changement de nom et de forme.

L'art a avancé, mais la science a reculé.

L'évangile en médecine comme en politique, en morale et en religion sera toujours la perfection et le progrès.

En tout cela, nous sommes encore en pleine idolâtrie, à commencer par le pape, ses cardinaux et ses évêques.

L'ambition, l'orgueil, les honneurs, le faste, les pompes, les richesses, les saintetés, les *éminences*, les *grandeurs*, les *monseigneurs*, les rois, les empereurs, les princes, les sangsues du peuple et les oppresseurs des pauvres sont toujours sous les anathèmes de Jésus-Christ. Quand on a lu l'Évangile le doute n'est plus permis.

La science nous enseigne que toute guérison vient de Dieu et que celui qui travaille sans Dieu travaille vainement.

Hippocrate, quoique payen, ne l'ignorait pas. « Lorsqu'on commence a agir dans les maladies, dit-il, *on prie Dieu*, afin que les remèdes réussissent. » Il dit encore : « Dans les maladies graves et difficiles, il faut rechercher et examiner s'il n'y aurait pas quelque chose de divin (*de surnaturel*) et dans ce cas il faut recourir plus particulièrement à la *prière*. Galien disait, nous médecins, *nous sommes la main de Dieu*. Le savant Fernel disait à ses malades : *Je vous prescrit les remèdes; mais priez Dieu qu'il vous guérisse*. Sennert dit à la fin de ses *Institutions de médecine*, *que le médecin doit prier Dieu et espérer par son assistance un événement favorable*. Le célèbre chirurgien Ambroise Paré, a dit d'un de ses malades, *je le pansai, mais c'est Dieu qui l'a guéri*.

Le médecin comme les remèdes, sont des instruments stériles et inutiles, lorsque Dieu ne leur donne pas la vertu de guérir.

C'est pour nous affermir dans cette salutaire croyance que le divin Jésus appliqua sur les yeux de l'aveugle né un peu de terre délayée avec sa salive et qu'il donna à ce remède, naturellement contraire, la vertu surnaturelle de guérir.

Écoutons l'esprit saint qui nous dit : « Mon

fils, ne vous négligez pas dans votre maladie, Priez le Seigneur, et lui-même vous guérira. Quittez le péché, redressez les actions de vos mains et purifiez votre cœur de toutes ses fautes. Offrez vos dons à Dieu par vos aumônes aux pauvres malades qui sont ses membres souffrants).

« Rendez au médecin l'honneur qui lui est dû, à cause du besoin que vous en avez ; car c'est le Très-Haut qui l'a créé.

« Toute médecine vient de Dieu. C'est le Très-Haut qui a produit de la terre tout ce qui guérit; et l'homme sage n'en aura point d'éloignement.

« Dieu a fait connaître aux hommes la vertu des plantes, afin qu'ils l'honorassent dans ses merveilles ; c'est par là qu'il les guérit et apaise leurs douleurs. Ceux qui ont l'art en font des compositions agréables et des onctions qui rendent la santé : ils diversifient leurs confections en mille manières et Dieu répand par eux la bénédiction et la santé sur la surface de la terre. » (Eccl. 38).

C'est ainsi que l'union de la science et de l'art élève le médecin aux rangs du sacerdoce.

ÉTAT DÉPLORABLE

DES ALIÉNÉS.

MOYENS D'AMÉLIORER LEUR SORT

ET DE LES GUÉRIR.

SUR LE SERVICE DES ALIÉNÉS, ET LES SOINS QU'IL FAUT DONNER A CES MALADES.

§ 1.

Le soin et le service des aliénés difficiles.

Le soin et le service des aliénés sont très difficiles ; ils sont pleins de mystères, et exigent, de la part de ceux qui en sont chargés, beaucoup de charité, de vigilance, de patience, d'adresse et d'expérience.

Dès ma jeunesse, je me dévouai corps et biens à secourir ces infortunés, voyant que les médecins ne les guérissaient pas, et qu'ils étaient partout les plus malheureux des hommes, et les malades les plus souffrants et les plus délaissés.

J'ai passé plus de trente ans à soigner, à servir les plus malades et les plus furieux ; passant toutes les nuits auprès d'eux, assis sur une chaise, et priant et jeûnant au pain et à l'eau, suivant la prescription de l'Évangile, pour obtenir de Dieu leur guérison.

Mon dévouement, mes travaux incessants, mon zèle à soigner, à servir les pauvres aliénés, avec l'assistance de Dieu, n'ont pas été sans succès. Et quoique parvenu, maintenant, à l'âge de soixante et dix ans, avec des infirmités, je ne laisserai cependant pas de les servir encore et la nuit et le jour, au moins par mes écrits : et je ne veux, et je n'attends, après tous mes travaux, mes services et mes peines, d'autre récompense que celle que le divin Jésus, qui aimait tant à guérir les pauvres aliénés, a promise à tous ceux qui suivraient son exemple.

§ 2.

Quatre classes d'aliénés.

Il y a plusieurs classes d'aliénés, et ils exigent tous à peu près les mêmes soins; parce que, quoique la maladie, pour tromper tout le monde, et surtout les médecins, se présente et se manifeste à l'extérieur sous des formes extrêmement variées, la nature et les causes non naturelles en sont cependant les mêmes.

1o Les *maniaques*, doux ou furieux, dont le délire est apparent et général; 2o les *monomanes*, dont le délire est partiel et quelquefois occulte; 3o les imbéciles, les idiots, les crétins; 4o les épileptiques aliénés ou idiots.

§ 3.

L'aliéné est privé de l'usage de ses organes.

L'aliéné, sous quelque forme que se présente sa maladie, n'est pas libre dans ses paroles et dans ses actions, et il n'est nullement responsable de ses actes. Ce n'est plus lui qui dispose de ses organes; si sa langue vous injurie, vous calomnie, si ses ongles vous déchirent, si ses mains, ses pieds vous frappent, ne vous irritez pas contre lui, ne le frappez pas, ne vous vengez pas ; car lui est innocent, il est votre ami, il s'est opposé intérieurement, autant qu'il l'a pu, aux injures, aux calomnies que sa langue a proférées contre vous, aux ongles qui vous ont déchiré le visage, aux mains et aux pieds qui vous ont frappés; mais c'est une autre âme, un autre esprit, plus puissant que lui et d'une extrême malice, qui leur a donné l'impulsion, afin de vous exciter vous-même à la vengeance, publique ou secrète, contre un infortuné malade qui est parfaitement innocent, et afin de vous rendre coupable vous-mêmes devant Dieu, qui voit tout, et à qui rien ne peut être caché ; et sachez encore que, s'il arrivait que l'infortuné que vous auriez battu ou châtié d'une manière quelconque semblât se corriger, dans la crainte d'un nouveau châtiment, ce serait une ruse de l'esprit qui le domine et opère en lui pour vous exciter à renouveler les châtiments et et les mauvais traitements que vous lui auriez infligés injustement. Croyez, en cela, mes études, mes observations, et mon expérience de quarante années passées au service des pauvres aliénés.

Au surplus, ce qui suit vous le prouvera clairement, car personne ne sait mieux ce qui se passe dans l'intérieur de ces malades que ceux qui ont éprouvé la maladie. Le père Surin, jésuite, après l'avoir éprouvée lui-même pendant vingt ans, raconte ainsi ce qui se passait en lui pendant sa maladie, et les mauvais traitements qu'il eut à endurer de la part de ses confrères :

§ 4.

Ce qui se passe dans l'intérieur d'un aliéné.

« J'étais, dit-il, comme si j'avais deux âmes, dont l'une est privée de l'usage de ses organes, et se tient à l'écart, regardant faire ; et l'autre qui agit dans le corps comme si elle était la maîtresse.

« Des idées les plus noires m'occupaient jour et nuit, et je ne pouvais m'en distraire, à cause de l'incapacité où j'étais de marcher ; il me fallait demeurer là comme une bête attachée à une muraille, sans aucune force pour me mouvoir, toujours tendu à ma peine et à ma misère : ce qui me causa un tel affaiblissement, que je perdis ce que la raison laisse de force pour se régir et se gouverner soi-même.

« Je faisais des choses *très indécentes* et *déréglées, pressé que j'étais de les faire, comme un esclave qui obéit à son maître.* J'avais, cependant, ma raison aussi saine que je l'ai maintenant que j'écris ceci, n'ayant que mon imagination de troublée; ce qui causait à mon esprit une peine inconcevable, *car ceux qui me voyaient agir ne savaient pas la violence que je me faisais pour me retenir, et il m'était impossible*; de sorte que cela leur donnait une juste occasion pour m'avoir en aversion et me châtier. *Cela m'était bien sensible, parce que j'avais mon discernement entier*; mais j'étais incapable *de le faire comprendre, et d'agir autrement.*

« On me donna un frère qui disposait de moi en directeur, et tous les autres s'en déchargeaient sur lui ; j'étais abandonné à sa discrétion, et quoiqu'il fût assez bon homme, néanmoins, les grandes extravagances que je faisais le portaient souvent à se fâcher ; je le voyais bien ; je prenais mes mesures pour le contenter, *mais je ne pouvais retenir mes folies, et la crainte des coups qu'il me donnait n'était pas capable de les modérer ; car cette loi horrible, qui me dominait, me faisait faire ce que je ne voulais pas faire.*

« Il n'y avait personne, alors, qui ne jugeât que j'avais l'esprit tout-à-fait dérangé, et comme un enfant de trois ans. Cependant, je ne fus jamais plus sérieux dans mon sens, ni plus attentif à Dieu dans ma raison, ni plus désireux de le satisfaire, mais jamais moins en état. Au contraire, *j'étais fou en tout ce que je faisais, par un déréglenent d'imagination que je ne pouvais retenir*. De sorte que ce pauvre frère, qui avait soin de moi, et qui, par tendresse naturelle, avait quelque pitié des coups qu'il me donnait, cessait quelquefois de me frapper, voyant que cela ne me rendait pas plus sage ; mais, d'autrefois, il allait à de grands excès, et je me souviens qu'un jour il entra dans une grande impatience contre moi (et vraiment, je lui en donnais occasion par la raison que je viens de dire), qu'il prit un gros bâton noueux, et qu'il m'en donna tant de coups sur la tête, que je m'étonne comment il ne me la cassa pas, car je croyais, alors, effectivement qu'il *m'assommerait, et cependant, je ne pouvais rien faire qui lui marquât ma disposition intérieure.*

» *Il me donnait aussi de terribles coups de poing par le visage, en sorte qu'il était meurtri de contusions.* On pensait que je m'étais heurté, car il n'y avait personne qui ne crût que j'avais perdu la raison, et vraiment, ils avaient sujet de le croire d'après mes actions; *car plus elles étaient ridicules, plus je les faisais, si j'en avais le pouvoir, car souvent la force me manquait pour les exécuter.*

» Quoique ce frère fût un bon homme, je ne puis m'empêcher de soupçonner qu'il y avait un peu de sa faute : il pouvait se comporter autrement, et ne pas aller jusqu'à ces traitements horribles. Je pense qu'il n'en était pas le seul auteur, mais que, dans ces rencontres, le malin esprit le transportait et l'agitait, comme il m'est presque manifeste par les choses qu'il me disait. Ainsi, quand il me maltraitait avec ce bâton, il me parlait comme s'il eût été possédé, et je vis, ce me semble, en lui, un signe qui n'est connu que de ceux qui en ont l'expérience, et qui me prouvait que lui-même avait perdu la raison. *Aussi, après ce signe, il entra, en effet, dans un si grand accès, que, quelque fût celui qui nous eût vus, lui et moi, eût cru que c'était une tragédie d'enfer.* Il est vrai qu'il s'en repentait après, mais il ne s'amendait pas pour cela. Il mourut sans fièvre, avec d'extrêmes douleurs de tête qui l'accompagnèrent jusqu'au dernier soupir; et l'on s'étonna que ce mal, sans autre accident, causât sa mort.

» Il faut que j'ajoute que, outre ce frère qui me maltraitait de la sorte, *d'autres se mettaient aussi de la partie pour se divertir de moi*, quoique je ne pusse approuver ces manières. Ils me faisaient d'étranges pièces, me traitant en fou, comme je le paraissais extérieurement; mais, au fond, je ne l'étais pas plus que je ne le suis à présent; un d'eux, entre autres, voulant se jouer de moi, *me mit dans une occasion de mépris considérable*, et me dit, étant seul avec moi, plusieurs choses absurdes, voyant que j'étais sans discernement ; et Dieu a permis que celui-là soit devenu entièrement fou, et de manière que personne n'en doute, quoique ce fût, en apparence, un bon religieux et un honnête homme.

» Un autre père, assez considérable, étant entré dans l'infirmerie, où j'étais assis sur mon lit, s'approcha, et m'ayant regardé long-temps, me donna un bon soufflet, quoique je ne lui fisse rien, et s'en alla ensuite : il est mort depuis en homme de bien. (*Histoire de la possession des Ursulines de Loudun et des peines du P. Surin.*)

EXPLICATION DE CE QUI PRÉCÈDE.

« J'étais, dit le P. Surin, comme si j'avais deux âmes, dont l'une est privée de l'usage de ses organes et se tient à l'écart, regardant faire ; et l'autre qui agit dans le corps comme si elle était la maîtresse.

Examinons et discutons ce paragraphe, et après, nous passerons aux autres.

Il est évident que l'âme qui est privée de ses organes, qui se tient à l'écart et regarde faire, est son âme propre, et que l'autre, qui a pris sa place et dispose de ses organes, est un esprit étranger plus puissant qu'elle, qui a envahi le corps, et le possède et le gouverne à sa place, qu'il a usurpée.

Cette découverte, qui n'est pas nouvelle, qui est fondée sur l'Évangile, les apôtres, les pères de l'Église, les théologiens, et les médecins les plus savants et les plus respectables par leur science et par leurs vertus, tels que Sennert, Fernel, Ambroise Paré, Frédéric Hoffmann et autres, nous guidera et nous éclairera pour expliquer tous les phénomènes naturels et surnaturels qui se présentent dans les aliénations mentales, et qui sont le résultat de l'opération de cet agent surnaturel, dont l'intelligence, la force, la puissance, la malice et la méchanceté sont extrêmes.

OBJECTION.

On nous objectera, peut-être, que la présence de cet esprit n'est pas manifeste chez tous les aliénés, qu'un bon nombre d'entre eux n'en ont aucune conscience.

Nous répondons, à cette objection, que l'esprit varie ses opérations pour cacher ses voies ; que l'Évangile présente divers cas d'obsession et de possession occultes. Il y est fait mention d'une femme que l'esprit tenait courbée depuis dix-huit ans, et d'un épileptique, qu'on appelait *lunatique*, parce que l'esprit le faisait tomber, à certaines périodes de la lune, pour faire croire que l'influence de la lune était cause de sa maladie.

L'esprit méchant est menteur ; il sait toujours à qui il parle, à qui il a affaire. S'il ne peut aveugler les observateurs dont il craint les lumières, il fait le muet, il reste immobile, ou fait des gestes et des folies qui détournent l'attention; et, par ces moyens, il fait croire aux savants qu'il n'y a dans tout cela que ruse, tromperie, compérage et charlatanisme; ce qui, il est vrai, s'y mêle quelquefois : les magnétiseurs en savent quelque chose. Il est muet devant les académies; mais à l'écart, un instant après, devant ses adeptes, il fait toute sorte de prodiges, qui les remplissent d'étonnement et d'enthousiasme ; il lit dans des livres fermés, il découvre les choses cachées, leur prédit l'avenir, dicte des ordonnances de médecine par l'organe des possédées somnambules, sans que leur âme en ait connaissance; mais, comme il est dans sa nature de mentir, et c'est pour cela que les anciens l'appelaient *l'esprit de mensonge;* il mêle toujours des mensonges avec des vérités, et, par ce moyen, il entretient le doute dans les esprits éclairés, met obstacle à leurs investigations, et mystifie ses adeptes. Il fait croire aux uns qu'il est un *fluide*, un gaz, à d'autres qu'il est autre chose : il a fait croire au docteur Billot, par l'organe de ses somnambules, qu'il était l'ange gardien des personnes qu'il endormait (1). Mais c'est toujours le même qui endormait, autrefois, les malades dans le temple de Sérapis, qui endort maintenant les somnambules, parle par leur organe et agit par leurs membres, à Paris comme ailleurs.

(1) Voyez l'ouvrage du docteur Billot, ayant pour titre : RECHERCHES PSYCHOLOGIQUES sur la cause des phénomènes extraordinaires, observés chez les modernes *voyants*, improprement dits *somnambules magnétiques*. 2 vol. in-8.

EMBARRAS DES MÉDECINS.

Les médecins de ces derniers temps, n'ayant pu, ou n'ayant pas voulu reconnaître l'existence d'un agent surnaturel qui opère dans les aliénés, se sont trouvés dans l'impossibilité absolue de connaître la nature de leur maladie, d'en expliquer les phénomènes et de la guérir, faute d'un traitement approprié à la nature de la maladie, et par l'emploi d'une foule de faux remèdes qui tendent tous à l'aggraver. Pinel, Fodéré, Broussais, Esquirol et autres, s'étant égarés dans de fausses voies, et marchant dans les ténèbres, ont inventé une multitude de faux systèmes, opposés les uns aux autres, et sans plus de fondements les uns que les autres; ce qui a fait dire au docteur Fodéré: « Tout homme judicieux, qui est au courant de tout ce qui se publie, doit bien voir qu'au milieu de tant de *richesses littéraires*, nous sommes, relativement aux opinions et aux théories qui coordonnent les faits, *comme dans une tour de Babel.* »

Mais revenons maintenant au P. Surin, et examinons le second paragraphe de sa relation.

§ 6.

« Des idées les plus noires m'occupaient jour et nuit, et je ne pouvais m'en distraire à cause de l'incapacité où j'étais de marcher ; il me fallait demeurer là comme une bête attachée à la muraille, sans aucune force pour me mouvoir, toujours tendu à ma peine et à ma misère ; ce qui me causa un tel affaiblissement, que je perdis ce que la raison laisse de force pour se régir et se gouverner soi-même. »

EXPLICATION.

L'esprit méchant est triste de sa nature, et sa seule présence, dans les aliénés, leur communique au moral des impressions de tristesse et de désespoir. C'est ce qui fait que tous les aliénés sont tristes et moroses ; et c'est en excitant leur tristesse, et en remplissant leur imagination de terreur et de désespoir, qu'il leur fait souffrir d'horribles tourments, particulièrement lorsqu'ils se trouvent enfermés, isolés et privés des visites et des consolations de leurs parents et de leurs amis. Il n'est pas possible de se faire une idée des souffrances morales qu'ils éprouvent alors, des angoisses de cœur qui les étreignent, du désespoir qui les dévore, de l'ennui qui les tue, et surtout lorsque l'esprit méchant leur fait croire que c'en est fait de leur liberté, qu'ils seront enfermés toute leur vie, et que tous leurs parents et leurs amis les ont abandonnés.

Non, il n'y a pas de souffrances, il n'y a pas de supplices, qui soient comparables aux souffrances de ces infortunés.

Et le méchant esprit, qui le sait mieux que personne, afin d'augmenter leurs souffrances et leur désespoir, emploie toute sorte de ruses pour les priver des visites et des consolations de toutes les personnes qui leur sont attachées; il les force à s'en plaindre, pour faire croire aux médecins que les visites de parents et d'amis sont contraires au traitement de la maladie; et, pour confirmer les médecins dans cette erreur homicide, laquelle se trouve, en effet, préconisée dans tous leurs livres, l'esprit méchant ne manque pas d'agiter les aliénés lorsque leurs parents et leurs amis viennent les voir; il les fait quelquefois injurier et menacer par eux, afin que les médecins conseillent aux parents de supprimer ou suspendre leurs visites, et qu'eux-mêmes, étant dégoûtés de les renouveler, abandonnent ces infortunés aux tortures de l'ennui et du plus affreux désespoir, lesquelles tortures produisent nécessairement d'abord la fureur, ensuite le suicide ou l'idiotisme.

Et ce qui est plus extraordinaire et plus trompeur pour les médecins et pour les personnes qui les approchent ou qui les soignent, c'est que, pendant que l'âme de l'aliéné est plongée dans la tristesse et le désespoir le plus profond, l'esprit méchant se sert quelquefois de son corps et de ses organes pour simuler une joie factice, pour sauter, danser, et dire des plaisanteries et des obscénités. Ce n'est pas, cependant, que l'esprit méchant ne puisse, par ses illusions, porter dans l'âme des aliénés des impressions de joie, de calme et de tranquillité; mais, en ennemi cruel et déclaré de la créature humaine, il ne se lasse pas de la faire souffrir, et l'un des moyens qu'il emploie pour augmenter les souffrances et le désespoir des aliénés, c'est de leur exalter l'imagination par l'illusion des espérances les plus vives, et de les plonger ensuite, tout d'un coup, dans le désespoir le plus affreux.

Quant à l'affaiblissement du P. Surin, il est certain que l'esprit méchant peut produire dans le corps des aliénés des forces supérieures évidemment surnaturelles, aussi bien que la paralysie la plus complète. On voit, en effet, des magnétiseurs, abusés par lui, et ses compères sans le savoir et même sans le soupçonner, par un *geste*, un désir ou un commandement intérieur, produire à volonté la paralysie complète dans leurs somnambules, et la dissiper aussi facilement ; et le malin esprit, de leur faire croire, par-dessus le marché, que c'est un *fluide* qui opère ces merveilles. Il est certain aussi que, si ces Messieurs fussent venus au monde un peu plus tôt, et dans le temps où la très sainte Inquisition exerçait son office, ils n'auraient pas manqué de servir de matière à des *autodafé*, et d'être brûlés sur les places publiques comme magiciens et comme *sorciers*, après avoir subi préalablement les supplices de l'encellulement individuel, du jeûne forcé au pain et à l'eau, des coups de discipline, de la dislocation des membres, de la rupture des os par les tortures d'usage, sans omettre la confiscation des biens au détriment des enfants, et tout cela, attendu que l'Église abhorre le sang, et que l'Évangile réprouve toutes ces horreurs, Jésus ayant dit : « *Vous êtes tous frères : aimez votre prochain comme vous-même.*

Ainsi, les médecins n'ont pas à combattre, dans l'aliénation mentale, des causes physiques, lesquelles, les circonstances étant les mêmes, produisent constamment les mêmes phénomènes, et dont l'observation et la connaissance peuvent servir de base à un traitement médical; mais, au contraire, ils ont affaire à des esprits méchants, qui, avec une puissance, une malice, et une intelligence surnaturelles, se font un jeu de les aveugler, de les tromper et se moquer d'eux, en variant les phénomènes qu'ils produisent au moral et au physique des aliénés, les induisant dans toute sorte d'erreurs, et les rendant, parfois, eux-mêmes fous ou monomanes, comme ils l'ont fait à l'égard du P. Surin et d'autres exorcistes. Nous en rapporterons plusieurs exemples.

§ 7.

« Je faisais des choses très indécentes et déréglées, pressé que j'étais de les faire, comme un esclave qui obéit à son maître. J'avais cependant ma raison aussi saine que je l'ai maintenant que j'écris ceci, n'y ayant que mon imagination de troublée ; ce qui causait à mon esprit une peine inconcevable, car ceux qui me voyaient agir ne savaient pas la violence que je me faisais pour me retenir, *et il m'était impossible* : de sorte que cela leur donnait une juste occasion de m'avoir en aversion, et de me châtier. Cela m'était bien sensible, parce que j'avais mon discernement entier ; mais j'étais incapable de le faire comprendre et d'agir autrement. »

EXPLICATION.

On voit, effectivement, des aliénés montrer les parties de leur corps les plus obscènes, et même se polluer en présence de tous. Mais c'est l'esprit méchant qui opère en cela (1), soit en forçant la volonté de l'aliéné et l'obligeant d'obéir promptement comme un esclave obéit à son maître, lui laissant la conscience de ses actes ; soit aussi en le privant partiellement de sa raison et de son jugement, comme dans les monomanes, soit complétement comme dans les somnambules, qu'il fait mouvoir, agir et parler comme des marionnettes.

On voit, par l'observation du P. Surin, qui s'est trouvé lui-même dans ce cas, que l'aliéné, dans ce qu'il fait de honteux ou de répréhensible, lorsqu'il a la conscience de ses actes, se fait une grande violence pour se retenir ; *mais qu'il lui est impossible.*

Quel est donc, en cela, le but de l'esprit méchant? Celui de déshonorer l'aliéné, de

(1) Autrefois, du temps de Cicéron, de Tite-Live, de Tacite, de César, le même esprit faisait adorer ces parties obscènes dans toute leur nudité, qu'il montrait dans le dieu *Priape*, par tous les païens, et jusque par les jeunes vierges.

Tant cet ennemi du genre humain a de pouvoir pour tromper et aveugler les hommes, les savants, comme les ignorants !

le couvrir de confusion, de scandaliser, de faire croire qu'il se souillait d'impuretés avant sa maladie ; de le faire mépriser, haïr, châtier par tout le monde, et le faire enfermer toute sa vie : voilà l'objet, le but de l'esprit méchant.

J'ai eu sous ma direction, dans les établissements d'aliénés que j'ai fondés, des grands vicaires, des supérieurs de séminaire, des curés, des vicaires, qui se trouvaient dans le même cas que le P. Surin.

On conçoit, par ces faits, qui sont évidents et incontestables, combien la position des aliénés est déplorable et digne de pitié, surtout lorsqu'ils ont la conscience des actes odieux, honteux, répréhensibles, qu'ils sont forcés de commettre : ils se font des violences extrêmes pour se retenir, *et il leur est impossible !* et lors même qu'ils ont leur discernement entier, l'esprit méchant *les rend incapables de se faire comprendre et d'agir autrement.*

Et cependant, les assises, les conseils de guerre, en France comme dans l'étranger, condamnent tous les jours des aliénés à la peine de mort, parce que, dit-on, ils ont eu la conscience de leurs actes ; et, non-seulement, on condamne à mort des aliénés dont la maladie est *occulte* ou *passagère*, mais aussi des aliénés dont la folie est *manifeste* et *évidente*. C'est ainsi qu'un aliéné fut condamné à mort et décapité, il y a quelques années, à Berlin, pour avoir tiré un coup de pistolet sur le roi de Prusse ; c'est ainsi que l'aliéné Lecomte fut comdamné à mort par la chambre des pairs, et guillotiné à Paris pour avoir tiré deux coups de fusil sur Louis-Philippe ; c'est ainsi que le jeune aliéné Godard, étudiant en médecine, a été dernièrement condamné, et guillotiné à Arras pour avoir tiré un coup de fusil à sa mère ; c'est ainsi qu'un aliéné, officier anglais, vient d'être condamné à huit années de déportation, et de détention aux *presides*, pour avoir donné un coup de badine à la reine Victoria ; et en cela même, la peine injuste et excessive à laquelle il a été condamné est preférable à la réclusion, qu'autrement on lui aurait fait subir dans un établissement d'aliénés, où les tortures et les faux remèdes que les médecins lui auraient administrés l'auraient forcé à se suicider, ou fait tomber dans l'idiotisme.

Il est évident, d'après tous ces faits, que les juges, les conseils de guerre, comme les médecins et les exorcistes, sont, sans le savoir, à l'égard des infortunés aliénés, les auxiliaires de l'esprit méchant.

Autrefois, chez les peuples de l'antiquité (et maintenant encore dans les grandes Indes), il demandait souvent des victimes humaines par la voix de ses idoles et de ses prêtres, et les faisait égorger, par eux, sur les autels. Actuellement, en Europe et dans les pays civilisés, par un reste de l'ancienne barbarie, l'autel est remplacé par l'échafaud, et c'est le bourreau et le soldat qui font les fonctions de prêtres sacrificateurs.

§ 8.

« On me donna un frère qui disposait de moi en directeur, et tous les autres s'en déchargeaient sur lui. J'étais abandonné à sa discrétion ; et quoiqu'il fût assez bon homme, néanmoins, les grandes extravagances que je faisais le portaient souvent à se fâcher. Je le voyais bien ; je prenais mes mesures pour le contenter ; mais je ne pouvais retenir mes folies, et la crainte des coups qu'il me donnait n'était pas capable de les modérer ; car cette loi horrible, qui me dominait, me faisait faire ce que je ne voulais pas. »

EXPLICATION

Il est évident, par ce qui précède, que l'esprit méchant, dont la malice est extrême, a deux objets, en forçant les aliénés qui ont la conscience de leurs actes à faire de grandes extravagances, et en faisant, lui-même, mouvoir les organes de ceux qui sont privés de cette conscience : 1° celui de faire battre, maltraiter les malheureux aliénés ; 2° de rendre coupables ceux qui les battent et les maltraitent, leur faisant croire que les aliénés ne comprennent rien à ce qu'on leur fait.

On voit bien, parce que dit le P. Surin, que les coups qu'on leur donne, et les mauvais traitements qu'on leur fait éprouver lorsqu'ils ont fait quelque extravagance, sont tout-à-fait injustes et inutiles.

Et s'il arrive quelquefois, comme nous l'avons déjà fait observer, que l'aliéné semble s'amender après qu'on l'a battu ou maltraité, ou qu'on lui aura administré la torture de la douche, soyez assuré que le prétendu amendement est une ruse du méchant esprit, pour faire répéter les mêmes châtiments toutes les fois que l'aliéné aura été forcé de faire les mêmes fautes.

Il est évident, au surplus, que tous les châtiments, toutes les punitions, toutes les tortures que l'on peut infliger aux aliénés, ne sont pas mêmes capables de modérer leurs folies, et de les corriger de leurs fautes.

§ 9.

« Il n'y avait alors personne qui ne jugeât que j'avais l'esprit tout-à-fait dérangé, et comme un enfant de trois ans. Cependant, je ne fus jamais plus sérieux dans mon sens, ni plus attentif à Dieu dans ma raison, ni plus désireux de le satisfaire; mais jamais moins en état; au contraire, j'étais fou dans tout ce que je faisais par un dérangement d'imagination que je ne pouvais retenir; de sorte que ce pauvre frère, qui avit soin de moi, et qui, par tendresse naturelle, avait quelque pitié des coups qu'il me donnait, cessait quelquefois de me frapper, voyant que cela ne me rendait pas plus sage. Mais, d'autrefois, il allait à de grands excès; et je me souviens qu'un jour il entrat dans une telle impatience contre moi (et vraiment je lui en donnais sujet pour la raison que je viens de dire), qu'il prit un gros bâton noueux, et m'en donna tant de coups sur la tête, que je m'étonne comment il ne la cassa pas ; car je croyais, alors, qu'il *m'assommerait*, et, néanmoins, je ne pouvais rien faire qui lui marquât ma disposition intérieure. »

EXPLICATION.

Ce qui est vraiment déplorable c'est qu'on bat, on maltraite, on assomme les pauvres aliénés, tantôt parce qu'on s'imagine que leurs fautes, leurs folies sont volontaires et tantôt on se moque d'eux, on les maltraite parce qu'on s'imagine que leur raison est tout-à-fait perdue et qu'ils ne comprennent rien à tous les mauvais traitements qu'on leur fait éprouver.

Au reste, ce qui précède est la preuve que plus on bat, plus on maltraite les aliénés plus l'esprit méchant les porte irrésistible. à continuer et à renouveler leurs extravagances, leurs folies, afin de les faire continuellement battre et assommer par ceux qui sont chargés de les soigner et de les servir. Si un frère, un religieux, qui était naturellement bonhomme, se portait à de tels excès envers le P. Surin, qui était fou, à quoi doivent s'attendre les aliénés pauvres, de la part des mercenaires chargés de les soigner, dans les prétendus asyles où ils sont renfermés; surtout après qu'on les a faits tomber en démence, ou dans l'idiotisme, étant alors assurés que ces infortunés ne pourront plus se plaindre des excès dont ils sont victimes.

§ 10.

« Il me donnait aussi de terribles coups de poing par le visage, en sorte qu'il était toujours meurtri de contusions noires. Ceux qui me voyaient me demandaient ce que c'était; je répondais que c'étaient des coups que j'avais reçus à la guerre. On pensait que je m'étais heurté; car il n'y avait personne qui ne crût que j'avais perdu la raison, et vraiment, ils avaient sujet de le croire d'après mes actions, car plus elles étaient ridicules, plus je les faisais si j'en avais le pouvoir, car souvent la force me manquait pour les exécuter. »

EXPLICATION.

L'intention de l'esprit méchant en forçant les aliénés à faire des folies, des extravagances, est comme nous l'avons dit, de les faire mépriser, battre et maltraiter de toutes les manières.

Cependant malgré toutes les folies que l'esprit méchant le forçait à faire, le père Surin ne se croyait pas fou : il se croyait possédé. Comme les médecins et les théologiens ignorants sur cette grave matière, il croyait qu'il y avait différence entre folie et possession. C'était une erreur mais une erreur excusable de sa part, parceque n'étant pas médecin, et n'ayant jamais eu par conséquent l'occasion de traiter des fous, il n'avait jamais pu observer, comparer et se convaincre que folie et possession étaient identiques.

A cet égard, on lit dans l'*Encyclopédie méthodique* publiée par Diderot et Dalembert ce qui suit, qui se trouve également répété dans le dictionnaire théologique de l'abbé Bergier :

« L'opinion des Juifs, qui attribuait au démon les maladies extraordinaires et terribles, comme « l'épilepsie, la catalepsie, la frénésie, les convulsions des lunatiques, etc., » était fondée. Loin de la combattre, Jésus l'a plutôt confirmée en commandant aux démons de sortir des corps, en leur permettant de s'emparer d'un troupeau de pourceaux, en donnant à ses disciples le pouvoir de les chasser; en attribuant à ces esprits impurs des discours et des actions qui ne pouvaient pas convenir à des hommes. Si cette persuasion des Juifs avait été une erreur, Jésus-Christ, sagesse éternelle, envoyé pour instruire les hommes, n'aurait pas voulu les y entretenir. »

Le célèbre et savant médecin Frédéric Hoffmann, après avoir parlé du pouvoir que les démons ont sur l'âme et sur le corps de l'homme, et émis son opinion sur la manière dont les démons exercent ce pouvoir, lorsque Dieu le leur permet, ou le leur commande, se fait cette question : le démon peut-il susciter des maladies dans le corps de l'homme ? Il ne faut pas douter, dit-il, qu'il n'ait ce pouvoir, surtout pour les maladies qui tiennent à l'esprit; car la puissance qu'il a sur ces fluides, que nous nommons impondérables, s'étend certainement à ceux qui circulent dans notre corps et que nous nommons esprits animaux, et qui, de l'avis des médecins les plus expérimentés, sont les agents des mouvments volontaires et des sensations. C'est pourquoi toutes les maladies diaboliques ont leurs principaux diagnostics dans les sensations et mouvements volontaires. Tantôt ce sont des « convulsions horribles, accompagnées de fureur; souvent des élancements de tout le corps où le malade déploie une force inimaginable, et plus souvent encore, ce sont des mouvements convulsifs, des spasmes, des douleurs aiguës dans toute l'habitude du corps, » autant de symptomes qui démontrent jusqu'à l'évidence que le siége de ces maladies est dans les fluides subtils dont la circulation par tout le corps, est le principe de la vie.

« Nous ajouterons à ces observations, dit encore ce savant médecin, l'autorité de l'Esprit-Saint, qui déclare « la fureur, la mélancolie, l'épilepsie et diverses affections de tout le corps » comme des affections purement diaboliques. Nous voyons aussi dans les mêmes Saintes-Ecritures, par les exemples qu'elles rapportent, où le démon, par le seul effet de sa puissance, a frappé les hommes « de mutisme de surdité, de paralysie; » qu'il a le pouvoir, non seulement de précipiter l'action des esprits animaux, mais aussi de l'arrêter à son gré. (*Dissert. phys. médic.*)

§ 11.

« Quoique ce frère fût un bon homme, je ne puis m'empêcher de soupçonner qu'il y avait un peu de sa faute : il pouvait se comporter autrement, et ne pas aller jusqu'à ces traitements horribles. Je pense qu'il n'en était pas le seul auteur, et qu'*il était lui-même possédé par un esprit infernal,* qui, dans ces rencontres, le transportait et l'agitait. J'aperçus en lui un signe qui n'est connu que de ceux qui en ont l'expérience, et qui me prouvait que lui-même avait perdu la raison. Ainsi, après ce signe, il entra, en effet, dans un si grand accès, que, quelque fût celui qui nous eût vus, lui et moi, eût cru que c'était *une tragédie d'enfer.* Il est vrai qu'il s'en repentait après ; mais il ne se corrigeait pas pour cela. Il mourut *sans fièvre,* avec d'extrêmes douleurs de tête, qui l'accompagnèrent jusqu'au dernier soupir : et l'on s'étonna que cela, sans autre accident, causât sa mort. »

EXPLICATION.

L'observation du P. Surin est juste ; le frère qui le servait était vraiment possédé, aliéné avec accès de fureur, lorsqu'il s'abandonnait à le maltraiter. Je crois même que tous les Jésuites sont possédés d'une manière occulte, à cause de leur ambition, de leur orgueil, de leur avidité pour les richesses etc., etc. collectivement ou personnellement.

J'ai vu aussi moi-même quelquefois des infirmiers, des servants d'aliénés s'emporter contr'eux de colère et donner aussi, dans les yeux, des signes d'aliénation mentale pendant qu'ils se débattaient avec des aliénés et qu'ils voulaient les corriger de leurs extravagances involontaires. Je leur disais, que sans le savoir, ils se battaient avec le diable et qu'eux-mêmes se trouvaient possédés pendant ces moments de colère aveugle; que j'en apercevais alors des signes évidents dans leur regard, d'après ma longue expérience.

Il parait aussi, comme le pensait le P. Surin, que la mort du frère qui étant chargé de le soigner et de le servir, le maltraitait si durement, fut une véritable punition de Dieu, puisqu'il mourut sans fièvre avec de grands maux de tête. Il est probable qu'il y avait de sa faute (ce que Dieu seul pouvait connaître), en ne résistant pas assez, comme probablement il l'aurait pu, à l'impression occulte de l'esprit méchant qui le poussait à battre et maltraiter l'aliéné qui lui était confié : le manque de charité à son égard, la vie molle qu'il menait, la bonne chère, l'abondance de toutes choses qui règne chez les Jésuites, après avoir fait vœu de pauvreté, qui oblige collectivement et individuellement, ne le disposait que trop à la possession de l'esprit méchant. Cependant les révérends pères se disent orgueilleusement et exclusivement « de la compagnie de Jésus; » mais on sait, que par une malice exécrable des pharisiens hypocrites, du roi Hérode et des satelites de César, Jésus, ami du peuple et le plus humble des hommes, n'eut d'autre compagnie en mourant sur la croix, que deux voleurs, l'un bon, l'autre mauvais. Auquel des deux, les Jésuites ressemblent-ils ?

§ 12.

« Il faut que j'ajoute qu'outre ce frère, qui me maltraitait de la sorte, d'autres se mettaient aussi de la partie *pour se divertir de moi,* quoique je ne puisse approuver ces manières. Ils me faisaient d'*étranges pièces,* me traitant en homme qui n'avait plus sa raison, comme je le paraissais extérieurement; mais intérieurement, j'avais ma raison comme à présent. L'un d'eux, entre autres, voulant se jouer de moi, me mit dans une occasion de *mépris considérable*, et me dit, étant seul avec moi, plusieurs choses absurdes, croyant que j'étais sans discernement; et Dieu a permis que celui-là soit devenu fou, de manière que personne n'en doute, quoique ce fût, en apparence, un bon religieux et un honnête homme.

« Un autre père, assez considérable, étant entré dans l'infirmerie, où j'étais assis sur mon lit, s'approcha de moi, et m'ayant regardé long-temps, me donna un *soufflet*, sans que je lui fisse rien, et s'en alla ensuite. Personne ne fut témoin de cela : il est mort depuis en homme de bien. »

EXPLICATION.

Les plaintes que le P. Surin fait ici, contre ses confrères, ne sont-elles pas justes et bien fondées ? Il a eu le malheur d'être atteint de la maladie, la plus grave et la plus cruelle de toutes; son état est déplorable et digne de pitié. Ses confrères auraient dû s'empresser à l'envi de le soigner charitablemeut et de le consoler dans ses souffrances; et suivant la prescription du divin Jésus, offrir à Dieu pour sa guérison, des prières ferventes et des jeûnes austères au pain et à l'eau. Au lieu de cela, que font-ils, au contraire, pères et frères à l'envi ? Ils le rouent de coups, le maltraitent et l'outragent de toutes les manières : ils ressemblent à une troupe de démons acharnés contre lui. L'un lui donne des coups de poing qui lui meurtrissent la figure et l'assomme de coups de bâton noueux sur la tête. Les scènes qu'il donne, en le maltraitant, ressemblent à des « tragédies d'enfer » ; l'autre un des révérends pères, qui paraît à l'extérieur un honnête homme et un bon religieux, lui fait des choses si infâmes que le P. Surin, par pudeur, n'ose les révéler; un troisième, l'un des plus révérends pères, lui donne pour tout remède, un bon soufflet sur la joue, suivant la méthode du célèbre médecin Avicène, et tous, pour se divertir, lui font « d'étranges pièces », et s'acharnent à le tourmenter, dans la persuasion, que sa raison est entièrement perdue, qu'il ne pourra jamais se plaindre, et que toutes leurs infamies resteront à jamais ensevelies dans le secret.

Mais la justice divine, à qui rien n'est

caché, et qui ne laisse aucun crime impuni, en dispose autrement. L'un de ces misérables est frappé de mort d'une manière surnaturelle, l'autre devient tout-à-fait fou, possédé d'une manière violente, le troisième meurt, en apparence comme un homme de bien, et le P. Surin, se trouve guéri au bout de vingt ans, pour révéler les infamies dont il a été victime, de la part de tous ses confrères, qui à l'extérieur semblent des agneaux et à l'intérieur sont des loups ravissants.

Jésus, le doux Jésus, avait pour les aliénés, les possédés, une prédilection toute particulière, parce qu'ils sont les malades les plus souffrants et les plus délaissés. Il passa les dernières années de sa vie à les guérir, à les délivrer; et quand on l'avertissait que le roi Hérode le faisait chercher pour le faire mourir, il répondait : « Allez dire à ce renard que j'ai encore des malades à guérir et des possédés à délivrer. » Et quels étaient ces malades ? C'étaient des malades atteints de maladies « diaboliques surnaturelles, » que les médecins ne pouvaient guérir; c'étaient de pauvres aliénés, des possédés pour lesquels les remèdes naturels se trouvaient impuissants. Et tous ces malades, Jésus les aimait tant, il avait, pour eux, tant de pitié et de compassion, qu'après sa résurrection, il ne voulut pas monter au ciel sans les avoir recommandés particulièrement à ses apôtres et à ses disciples, et leur avoir donné la charge et le pouvoir de les guérir. Et il leur avait dit le remède : « la prière fervente et le jeûne austère ; » mais en pratiquant aussi les vertus évangéliques, c'est-à-dire, l'humilité, la pauvreté volontaire, collective et individuelle et les austérités de la pénitence.

Sans doute, les apôtres et les disciples qui accomplirent exactement ces conditions eurent le pouvoir que Jésus leur avait donné de guérir les malades et délivrer les possédés : et ils usèrent de ce pouvoir très amplement et charitablement, comme nous l'attestent les actes des apôtres. Nous voyons aussi que les chrétiens des premiers siècles, qui étaient tous socialistes ou communistes, avaient le même pouvoir, puisque Tertulien ne craignait pas de dire aux magistrats païens, qui les persécutaient avec tant de cruauté et de fureur : « Que l'on amène devant vous un malade reconnu pour être possédé du démon ; que le premier chrétien se présente, qu'il commande, au nom de Jésus, au démon de sortir du corps du possédé, et le démon obéira, et le malade, le possédé, sera guéri. »

Nous lisons, dans l'histoire de l'Église, et dans la relation qu'en a laissée saint Athanase, que saint Antoine et son compagnon, Paul le simple, tous les deux laïques et simples chrétiens, guérissaient un si grand nombre de malades et de possédés (aliénés), que l'on établit un convoi, un service de chameaux pour les leur transporter d'Alexandrie dans le fond du désert. Mais tous les solitaires, tous les religieux d'alors, remplissaient les conditions évangéliques : ils travaillaient le jour et la nuit à faire des nattes et des corbeilles, n'acceptaient aucun don, aucune aumône de personne, ne mangeaient chaque jour que douze onces de pain d'orge, et buvaient de l'eau ; ils construisaient eux-mêmes leurs cabanes, leurs cellules ; se faisaient des tuniques, des manteaux avec des écorces ou des feuilles de palmiers; et tout ce qui leur restait d'argent, après avoir vendu leurs nattes et leurs corbeilles et acheté leur pain, ils le distribuaient immédiatement aux pauvres d'Alexandrie ou des villages voisins. Si un solitaire mourait propriétaire; si, en mourant, il laissait de l'argent, les plus anciens frères s'assemblaient et prononçaient cet anathème : « *Qu'il soit maudit, lui et son argent!* et l'on enterrait le cadavre avec l'argent dans un fumier. C'était là le véritable communisme évangélique, qui se réduit au plus strict nécessaire, qui n'est à charge à personne, qui est utile aux pauvres, qui n'amasse pas le superflu, qui n'amoncelle pas des richesses en faisant vœu de pauvreté; mais il accomplit exactement les préceptes et les conseils de l'Évangile.

L'apôtre saint Pierre, dont l'ombre et la présence guérissaient les malades et délivraient les possédés, pratiquait, quoique avancé en âge, une vie fort austère. On trouve encore, dans la collection des pères de l'Église, la lettre qu'il écrivit à l'un de ses disciples, qui lui proposait de venir à Rome pour l'aider à faire son ménage, attendu qu'il était chargé de beaucoup d'affaires. Cette lettre est conçue en ces termes :

« Mon cher frère, je ne mange que du pain et parfois quelques olives, et je ne bois que de l'eau ; et lorsque mon manteau est troué, je le rapièce avec mon frère André. Vous voyez donc que je puis me suffire, et je vous remercie de votre charité. »

L'apôtre saint Paul ne vivait pas autrement, et même, pour n'être pas à charge à la communauté chrétienne, quoique chargé des soins et des travaux de l'apostolat, il gagnait le pain qu'il mangeait en travaillant de ses mains comme un pauvre ouvrier ; l'apôtre saint Mathieu, qui avait été receveur des impôts, ne mangeait que des racines ; l'apôtre saint Jacques, évêque de Jérusalem, ne mangeait rien de cuit et buvait de l'eau comme ses confrères, et tous guérissaient les malades et les possédés.

Maintenant, qu'on dise aux papes, aux patriarches, aux *éminences* et aux *grandeurs* romaines, arméniennes, anglicanes, gallicanes, russes, luthériennes, qui vivent si délicieusement et acccaparent tant d'honneurs et de richesses, de délivrer les possédés; et ils répondront tous, convaincus de leur impuissance, qu'il n'y a plus de possédés, quoiqu'ils confèrent l'ordre d'exorcistes à tous les prêtres, sans savoir pourquoi, et sans leur dire pourquoi.

Et les jésuites ne sont pas les seuls à battre, à maltraiter les infortunés aliénés. Voyez les religieuses hospitalières d'Avignon : Une de leurs sœurs devient folle; elle est atteinte de *nymphomanie*, parce que dans le couvent on fait trop bonne chère, et que le régime alimentaire est aphrodisiaque. Que font ces *dames* hospitalières ? Au lieu de se convertir et faire pénitence, au lieu de jeûner au pain et à l'eau, et d'offrir à Dieu des prières ferventes pour la guérison de leur sœur ; au lieu de la soigner charitablement, de la consoler dans ses souffrances ; au lieu de la faire promener dans les vastes jardins de leur cloître, pour s'en débarrasser, elles l'enferment dans un petit donjon, au faîte des bâtiments, exposée aux chaleurs brûlantes de l'été et au froid glaçant de l'hiver, et de plus, enchaînée par les pieds à la muraille ; et on lui porte à manger, quand on y pense, quelques morceaux de pain, quelques os à ronger qui étaient restés sur leur table, et qu'on lui jette par le trou du guichet. O horreur ! Et cette malheureuse était là enchaînée, enfermée, abandonnée depuis six années, lorsque, par un miracle de la Providence, en suite de plusieurs incendies qui s'étaient allumés surnaturellement, le procureur du roi (c'était en 1844), put pénétrer dans le cloître. Il avait visité la lingerie, toutes les chambres, les caves, lorsqu'il découvre, au faîte du bâtiment, un donjon bien fermé ; il en demande la clef aux sœurs qui l'accompagnent ; mais elles hésitent, elles se troublent ; elles disent qu'elles ne l'ont pas, qu'elle est perdue. Le procureur du roi menace de le faire ouvrir par un serrurier ; alors les sœurs descendent, vont trouver la supérieure, qui se décide difficilement à remettre la clef. On ouvre la porte du donjon, et que découvre-t-on ? une sœur enchaînée contre le mur de son cachot, presque toute nue, n'ayant sur les épaules qu'une mauvaise camisole, gisant sur de la paille mêlée de ses excréments, et tombée, par suite de cette séquestration horrible pendant six années, et des mauvais traitements qu'elle a éprouvés, dans l'*idiotisme le plus complet*.

Cependant, le crime de ces religieuses n'est pas poursuivi. Le peuple, indigné, révolté de tant de barbarie, demande et obtient difficilement leur expulsion de l'hôpital; mais l'archevêque, M. Naudo, les protège de toute sa puissance; il déclare qu'il excommuniera les sœurs de Saint-Vincent-de-Paule, si elles viennent pour les remplacer. Mais Dieu se réserve la vengeance; la supérieure et la sous-supérieure sont frappées de mort, et l'archevêque Naudo, peu de temps après, le jour solennel de Pâques, pendant qu'il officiait pontificalement à la grande messe de la cathédrale et qu'il offrait le service divin, est frappé d'apoplexie, renversé de l'autel, et il expire sur le pavé. Il avait publié un mandement contre moi, parce que, dans mon *journal*, j'avais condamné la conduite abominable des religieuses, et parce que j'avais critiqué son luxe désordonné.

Mais ces religieuses, hospitalières avec les jésuites, ne sont pas les seules qui maltraitent leurs aliénés. Demandez aux supérieurs trappistes, aux supérieurs des frères ignorantins et autres, ce qu'il font des pauvres frères, qui, comme des parias et des ilotes, après avoir travaillé pendant dix, quinze ou vingt ans à enrichir la communauté ou la congrégation, tombent dans l'aliénation mentale, le plus souvent à cause des chagrins que leur donnent la haine et les persécutions injustes et secrètes de leurs supérieurs? Il faut le dire : ils les mettent secrètement à la porte ou les livrent aux gendarmes, qui les mènent en prison ; ou les font conduire chez leurs parents pauvres ; ou les font déposer provisoirement dans quelque hospice ou maison de santé, d'où ils sont bientôt expulsés, parce que personne ne paie leur pension.

C'est là l'histoire de tous les couvents. Et comment auraient-ils la charité, tous ces religieux et religieuses, puisqu'ils foulent aux pieds tous les préceptes et tous les conseils de l'Évangile? puisqu'après avoir fait vœu de pauvreté, ils envahissent de nombreux héritages, et possèdent collectivement, comme la famille Rothschild, des richesses et des biens immenses ; puisqu'ils en usent individuellement sans discrétion ; puisqu'ils habitent des palais et ont tout en abondance ; au lieu d'habiter des maisons pauvres, d'user de meubles pauvres, de se vêtir d'habits pauvres et d'user d'aliments pauvres, conformément à l'Évangile et aux exemples de Jésus ; de se contenter de ce qui leur est nécessaire strictement, collectivement et individuellement, et de distribuer chaque jour aux pauvres leur superflu. Saint Bernard disait : « je ne mange que du pain et peu, je ne bois que de l'eau et peu, afin de ne pas tomber dans les vices de la chair. » Et, en effet, comment éviter le *satyriasis* et la *nymphomanie*, c'est à-dire la possession des esprits impurs en suivant un régime aphrodisiaque, en vivant dans le luxe, l'abondance, l'orgueil, la vanité et l'oisiveté? N'est-ce pas le moyen de voir surgir de tout côté des Vintras et des *Léotade*?

En vérité, nous sommes maintenant en pleine idolâtrie, avec son égoïsme, son libertinage, ses cruautés et ses superstitions : et je n'ai pas dit la centième partie des atrocités que je sais.

§ 14.

LES SUICIDES.

Les suicides, dans les établissements d'aliénés, sont très fréquents chez les hommes, comme chez les femmes. L'une des directrices des salles d'aliénés de la Salpêtrière me disait, dans le temps, que presque tous les matins on trouvait des aliénées qui s'étaient étranglées dans leurs lits pendant la nuit, soit avec leurs jarretières, soit avec leurs mouchoirs, leurs bas ou tout autre moyen. Il est des aliénés qui se pendent dans les latrines; il en est qui s'ouvrent les veines ou se mutilent le corps avec des instruments tranchants; il en est qui avalent des fragments de verre ou se font mourir d'inanition; il en est encore qui s'efforcent de se briser la tête contre les murs de leurs cabanons, ne pouvant supporter l'ennui et les tortures morales de l'encellulement solitaire, surtout lorsque leur maladie est accompagnée de désespoir et d'accès de fureur; mais les directeurs, les médecins, les infirmiers, les servants, sont tous trop intéressés à garder le secre sur les cas de suicide qui ont lieu chez eux, pour ne pas prendre toutes les précautions possibles, afin d'en dérober la connaissance au public et aux parents des aliénés qui se sont suicidés.

L'esprit méchant emploie une infinité de ruses et de violences pour porter les aliénés au suicide de gré ou de force. Ainsi, quelquefois, il les prive entièrement de leur raison et de leur jugement, et ensuite, agissant en eux comme sur des marionnettes, il les transporte où il veut, et les précipite des toits, des fenêtres, ou les noie dans des puits ou des rivières ; et c'est de cette manière qu'il agit invisiblement dans les somnambules, dans les épileptiques et les aliénés furieux, frénétiques ou idiots ; d'autres fois, leur laissant le jugement sain et libre, il leur commande des crimes, des meurtres, des assassinats, des incendies, et il insiste avec tant de force et de violence pour les porter à les commettre, il leur fait tant de menaces, il fait tant de prodiges autour d'eux pour les convaincre de sa puissance et de l'inutilité de leur résistance, qu'à la fin, craignant d'être forcés par violence ou entraînés par illusion, des aliénés se décident à se suicider pour éviter de commettre les meurtres, les assassinats, les incendies que l'esprit méchant leur commande ; d'autres fois, il excite leur pitié et leur amour pour leurs enfants, et les porte à les tuer avant de se suicider. Cet esprit méchant leur parle quelquefois par des voix aériennes, que les médecins prennent pour des hallucinations naturelles. D'autres fois, il contrefait la voix des personnes qui approchent ou visitent les aliénés, et fait sortir de leurs bouches des paroles dont ils n'ont pas connaissance, et qui réduisent les aliénés au désespoir ; et, par ces moyens prodigieux, il les oblige à lui obéir ; d'autres fois, comme un esprit qui siége dans leur bas ventre, il parle de là à leur âme sans l'intermédiaire de la voix et du sens de l'ouïe, mais aussi clairement, aussi manifestement qu'avec une voix nette et sonore : il mêle à tout cela des visions, des apparitions, des songes effrayants. Au surplus, les prodiges qu'il fait à l'interieur et à l'extérieur des malades sont extrêmement variés. Il fait en sorte que les aliénés seuls, auxquels il les adresse, puissent les voir, les entendre, ou en prendre connaissance : il les force ordinairement à garder le secret ; mais lorsque ces malades peuvent en parler et s'en plaindre, il fait en sorte qu'on se moque d'eux. Le vulgaire, et ceux qui sont chargés de les soigner, regardant tout cela comme des folies et les médecins comme des hallucinations, tout le monde en rit, et les aliénés n'en souffrent que davantage. Il est vrai que les personnes qui n'ont jamais rien vu ni rien entendu de surnaturel, qui n'ont jamais été témoin d'aucun prodige de ce genre, ou bien qui n'ont pas su en faire le discernement, les attribuant, à tort, à des causes naturelles, comme font les magnétiseurs, qui expliquent comme quoi un *fluide* ou un *sens interne*, qui n'existent pas plus l'un que l'autre, peuvent donner la *science infuse*, la *prévision* et la *clairvoyance*, etc., etc., à une personne endormie et illétrée, ne peuvent s'en faire une idée. Le médecin Frédéric Hoffmann traite cette matière dans une savante *dissertation physico-médicale*, que l'on trouve dans le recueil de ses œuvres, et explique l'action et le pouvoir que l'esprit méchant exerce dans l'homme et dans les corps de la nature.

Cependant, le pouvoir que l'esprit infernal exerce sur l'imagination des aliénés est le moyen le plus puissant qu'il emploie pour les porter au suicide; il met en œuvre et excite en eux toutes les passions mauvaises : le désespoir, la terreur, la honte, la peur, les passions érotiques, la jalousie, l'avarice, l'orgueil, les chagrins, la tristesse, l'ennui, etc., etc.

Ainsi, on voit qu'il agit tantôt ouvertement, se manifestant aux aliénés pour ce qu'il est, pour un esprit méchant, violent, cruel et perfide, et tantôt d'une manière occulte, exerçant son action sur l'imagination sans que l'aliéné s'aperçoive de sa présence et de son opération : c'est ce que les médecins appellent quelquefois *vapeurs* sans trop savoir pourquoi.

Le P. Surin fut travaillé de la *monomanie du suicide* pendant sept à huit ans. Voici ce qui se passait en lui pendant qu'il en était affecté :

« L'affliction que je recevais, dit-il, de la forte conviction où j'étais, que c'en était fait de mon salut pour une éternité, fut telle, que je ne songeais, dans ce temps-là, qu'aux moyens de me tuer, non que je fusse capable de mépriser ce qui me paraissait être un péché en cela comme en toute autre chose, car jamais mon cœur ne fut en telle disposition que je ne fusse déterminé à fuir tout ce qui était péché mortel; mais, c'est que le *malin esprit avait tellement obscurci ma raison*, qu'il me semblait toujours que c'était Dieu même et la raison qui me commandaient de me tuer. La chose vint à telle extrémité que, pensant que l'ordre de Dieu était que je me comportasse comme une âme damnée lorsque je faisais quelque bien, je m'imaginais sortir de cet ordre, et ne pouvoir rien faire de pis que de me comporter en homme de bien. L'état des damnés, disais-je, est de faire toujours du mal, n'ayant plus de grâces pour le bien. Il me semblait que le désir que je conservais pour le bien était le plus grand mal dont je fusse capable, à cause que c'était m'opposer à l'ordre divin, et que, Dieu m'ayant déjà jeté dans l'ordre du mal, il ne fallait pas que j'en sortisse. Comme je me confessais, néanmoins, de temps en temps, je disais à mon confesseur que mon plus grand péché, et celui qui me pesait le plus sur la conscience, était de faire des actions d'homme de bien, étant damné comme j'étais, et jamais mon confesseur ne put tirer autre chose de moi, parce qu'en effet je le croyais.

« Je croyais aussi que cette loi de Dieu me pressait de me rendre en enfer au plus tôt; c'est pourquoi j'avais une si grande impétuosité de me tuer qu'allant dans les rues, je ne voyais jamais un puits que je ne fisse quatre ou cinq pas pour me jeter dedans; et lorsque j'allais vers la rivière, je prenais toujours la pente pour m'y précipiter. Quand j'étais dans ma chambre en repos, ou dans mon lit, je songeais toujours à m'aller jeter par la fenêtre, ou dans un puits ou dans la rivière, afin que l'ordre de Dieu fût accompli et sa justice satisfaite. Je me suis souvent levé la nuit, et me suis assis aux fenêtres pour m'y jeter, voulant que mon corps fût trouvé sur le pavé.

« Je croyais ne pouvoir rien faire de mieux en mon état présent, et, tous les jours, je faisais quelque nouvel effort pour me tuer. J'allais, pendant la nuit, chercher des couteaux pour me les enfoncer dans la gorge. Une fois, j'en tins un toute une nuit sans pouvoir l'enfoncer; car Notre-Seigneur disposait tellement les choses par sa providence, ou que je ne trouvais point de couteaux, ou qu'ils n'avaient pas de pointe, ou que la force me manquait pour exécuter mon dessein. Enfin, sept ou huit ans durant, j'ai eu un continuel désir de me tuer; j'ai même été plus de cent fois à la sacristie pour me pendre derrière le tabernacle où reposait le Saint-Sacrement, et ma joie était que l'on me vît ainsi pendu : j'ai été plusieurs heures et de jour et de nuit pour accomplir cette action.

« Les marques extérieures, comme je l'ai dit, correspondaient au sentiment intérieur et à la conviction de mon esprit; si bien que c'était pour moi un abîme dont il m'était impossible de sortir sans une grâce spéciale. Je n'entrais jamais dans une assemblée, comme au sermon; je ne trouvais rien devant moi à quoi je fisse attention, que je n'entendisse, ne lusse, ou ne visse quelque chose qui me confirmait dans cette persuasion. Quand j'entrais dans une église où l'on chantait au chœur, toutes les fois, sans y manquer, j'entendais un verset qui marquait cela. Comme j'entendais, un jour, le sermon à Saint-Projet, je trouvai que le prédicateur disait : qu'il y avait des personnes qui, dès cette vie, étaient actuellement dans la damnation.

« On m'envoya à Saint-Macaire, petite ville à sept lieues de Bordeaux. Arrivé, je fus logé dans une chambre qui donnait sur la rivière et qui était extrêmement élevée, parce que la maison est bâtie sur un rocher, au pied duquel passe la Garonne, et que l'infirmerie où j'étais est au troisième étage. Je passai quelques jours en cette maison dans une désolation aussi grande que j'eusse jamais éprouvée de ma vie, parce que j'étais toujours dans la conviction de ma réprobation. J'y fus attaqué d'une forte suggestion de me jeter par la fenêtre de la chambre où j'étais logé, qui répond au rocher sur lequel la maison est bâtie. Cette pensée me venait d'une manière tout-à-fait affreuse, et je passai toute la nuit à la combattre. Le matin, j'allai devant le saint sacrement à la tribune qui est vis-à-vis le grand autel, et j'y restai une partie de la matinée. Un peu avant le dîner, je me retirai dans ma chambre. Comme j'entrais, je vis la fenêtre ouverte ; je m'en approchai, et, ayant vû le précipice pour lequel j'avais eu ce furieux instinct, je me retirai au milieu de ma chambre vis-à-vis la fenêtre.

« Là, je perdis toute connaissance, et soudain, comme si j'eusse dormi, sans aucune vue de ce que je faisais, je fus élancé vers cette fenêtre et jeté à trente pas de la muraille jusqu'au bord de la rivière, mon bonnet carré en tête, mes pantouffles aux pieds et ma robe sur le dos. Le dire commun est que je tombai sur le rocher, et que, de là, je fis un saut jusqu'au bord de la rivière, contre un petit saule qui se trouva entre mes jambes, et empêcha que je ne tombasse dans l'eau : en tombant, je me cassai l'os de la cuisse tout en haut.

« Il y avait là un de nos pères, dans la galerie, qui crut que l'on jetait un paquet pour mettre dans le bateau et l'envoyer à Bordeaux. Il a rapporté que je tombai tout d'un coup sur le bord de l'eau et ne heurtai point contre la roche : ce qui est plus croyable. Dès que j'eus touché la terre de mes pieds, je tombai en arrière, à cause de la fracture de ma cuisse. Un paysan, qui passait, vint à moi, et le père, qui était dans la galerie, ayant donné avis de ce qui venait de se passer, on vint me secourir, et on m'emporta dans la maison. Je demeurai vingt-quatre heures sans connaissance ; on me mit au lit, et on laissa un homme auprès de moi pour prendre garde à ce que je ferais, avec ordre d'avertir lorsque je serais expiré. Ayant demeuré le temps que j'ai dit sans entendre ni ouvrir les yeux, enfin je revins à moi et je parlai au garde, qui alla avertir les pères, le médecin et le chirurgien, lesquels, étant venus, trouvèrent que ma cuisse était rompue.

« Le lieu d'où j'étais tombé était assez haut pour me tuer. »

On trouve dans la relation du P. Surin, que je viens de rapporter, la confirmation de tous les faits et phénomènes que j'ai détaillés sur la monomanie-suicide Je les connaissais moi-même plus de dix ans avant d'avoir lu cette relation.

Il est évident, quand on considère la cause et la nature de cette maladie, lesquelles sont les mêmes dans toutes les vésanies, que les bains de surprise, les bains froids, la brûlure des muscles du cou, le moxa, les machines rotatoires, les vésicatoires, etc., ne peuvent qu'augmenter les tourments du malade et aggraver la maladie.

La position du médecin, auprès de pareils malades, est très embarrassante et très difficile, surtout lorsqu'il leur dira des paroles de consolation, et qu'ils n'entendront que des paroles de désespoir; lorsqu'il leur prêtera des livres consolants, et qu'ils n'y liront que des phrases désolantes; quand ses regards, ses gestes, sembleront des signes provocateurs.

La position des confesseurs, des prédicateurs, des amis, est la même : la relation du P. Surin en est la preuve, et j'en ai bien d'autres.

Les évêques qui font refuser la sépulture ecclésiastique aux suicidés seraient bien barbares si les prières simoniaques que les prêtres vendent aux riches fort cher pour exalter leur orgueil et leur vanité, et qu'ils refusent aux pauvres parce qu'ils n'ont pas d'argent pour les payer, pouvaient avoir quelque valeur devant Dieu ! L'Évangile ne dit-il pas que Jésus chassa les marchands du temple à coups de fouet ?

Des médecins ont publié, dans ces derniers temps, de gros volumes sur le suicide chez les aliénés. Ils ont eu, sans doute, bonne intention ; mais il est aisé de voir, en les lisant, qu'ayant ignoré la véritable cause de la monomanie-suicide ils ont obscurci la matière au lieu de l'éclaircir.

Quant à moi, je puis affirmer, sans craindre d'être démenti, que, pendant tout le temps que les établissements d'aliénés que j'ai fondés sont restés sous ma direction, *il n'y a eu aucun suicide* : ce que peuvent attester tous mes anciens frères hospitaliers. Il est vrai qu'il n'en a pas été de même lorsque ces établissements ont cessé d'être sous ma direction ; les cas de suicide y ont été, alors, aussi fréquents qu'ailleurs. Un médecin, qui avait publié un livre sur ce sujet, me disait, un jour, que je rendrais service à l'humanité de faire connaître mon secret ; je lui dis les moyens que j'avais employés pour prévenir les suicides chez mes aliénés, et je les répète ici : 1° *Mon intention était pure ;* je n'avais d'autre but que de secourir, de soulager dans leurs horribles souffrances les aliénés les plus pauvres et les plus délaissés ; si j'en recevais quelques-uns qui étaient riches, c'était provisoirement, et pour faire servir leurs pensions à nourrir les plus pauvres. Je n'ai jamais eu l'intention d'en exploiter aucun ; je n'aspirais à autre chose qu'à gagner la récompense que Jésus, dans l'Évangile, promet à tous ceux qui se dévouent à secourir les prisonniers et les malades les plus délaissés ; et les pauvres aliénés étaient et sont encore prisonniers et malades. S'ils ne sont plus dans les prisons, ils n'en sont, peut-être, que plus malheureux, parce que, dans les prétendus *asiles* où on les enferme, ils subissent les tortures que les médecins leur imposent, et qui excèdent, peut-être, les tortures effroyables que les évêques et les moines inquisiteurs leur imposaient autrefois, lorsqu'ils les prenaient pour des hérétiques, des sorciers et des sorcières. 2° J'avais renoncé à tous les honneurs, les plaisirs et les richesses de ce monde ; j'avais distribué aux pauvres tout ce que je possédais, conformément à l'Évangile. 3° Je pratiquais exactement la sainte pauvreté volontaire et évangélique; je n'avais jamais que le pauvre habit, tout rapiécé, que je portais sur moi. J'allais toujours tête nue et souvent à pieds nus, au risque de passer moi-même pour fou. Je faisais mes voyages à pied, et je ne mangeais, en route, que le pain noir que je portais dans mes poches ; je buvais de l'eau des fontaines qui se rencontraient sur mon chemin. 4° Dans tous les établissements que j'ai fondés, et pendant plus de trente ans, je n'ai jamais eu de chambre ni de lit; je passais les nuits assis sur une chaise auprès des aliénés les plus furieux, ou dans l'infirmerie auprès des plus malades, ou dans le bureau à travailler. Je dormais peu et comme je pouvais : des milliers de témoins peuvent encore l'attester. 5° Je n'ai jamais eu de place à table au réfectoire, ni pour le déjeûner, ni pour le dîner, ni pour le souper. Je mangeais, une ou deux fois par jour, un morceau de pain en marchant ou en soignant les pauvres aliénés, et je buvais de l'eau. Rarement je mangeais des légumes ou des fruits : ce n'était que par occasion et par condescendance qu'en voyage je consentais quelquefois à accepter quelque chose de plus.

5° Je priais instamment, et la nuit et le jour, le divin, le charitable, le pauvre Jésus, de guérir mes pauvres malades, et de délivrer mes possédés. J'invoquais aussi sa sainte Mère, que les hypocrites, par superstition idolâtrique, et par une sorte de dérision, couvrent d'or et d'argent dans ses statues. Je joignais à mes prières le jeûne au pain et à l'eau, le jeûne austère et non le jeûne friand et sensuel des pharisiens modernes ; et j'avais la *foi* que Jésus délivrerait mes possédés et guérirait mes malades ; j'avais cette *foi* que Jésus exigeait de ce pauvre père qui lui demandait la guérison de son enfant qui était possédé dès sa naissance, et qui fut effectivement guéri.

VOILA MON SECRET. — Et c'est avec ce secret que j'ai guéri, au nom et par la puissance et la bonté de Jésus, un grand nombre d'aliénés et de malades, et que je n'ai jamais eu de suicide; car tous les malades; tous les aliénés ne guérissent pas. Il y en a auxquels la maladie est nécessaire pour arriver au salut éternel. L'apôtre saint Pierre guérissait un grand nombre de malades, et lorsqu'on lui demandait pourquoi il ne guérissait pas sa fille, atteinte de la fièvre, il répondait que la maladie était nécessaire à sa fille.

Au surplus, les jésuites, les princes des prêtres et tous les pharisiens hypocrites ont tant abusé de l'Évangile, ils l'ont tant tourné et pratiqué au rebours, ils ont tant exploité les noms de Jésus et de sa sainte Mère, ils les ont tant déshonorés par leurs crimes et leur hypocrisie, que, par respect humain, les hommes éclairés et raisonnables n'osent presque plus les prononcer.

§ 16.

FAITS PRODIGIEUX DE LA BONTÉ ET DE LA PUISSANCE DE DIEU ENVERS LES ALIÉNÉS.

Nous l'avons déjà dit et nous ne saurions trop le répéter, ce qui porte les aliénés au suicide, ce qui les fait tomber dans l'idiotisme ou dans la démence, ce qui les rend furieux ou imbéciles, ce qui les rend incurables, c'est la réclusion, c'est la détention forcée; c'est la privation de leur liberté, qui est pour eux sans limites; ce sont les faux remèdes atroces et barbares que les médecins leur font infliger; c'est l'égoïsme qui les entoure avec un air menaçant ou hypocrite; ce sont les mauvais traitements qu'on leur fait éprouver, soit publiquement, soit secrètement, pour des fautes que la maladie les force à commettre, contre leur volonté, et dont ils ne sont responsables ni devant Dieu, ni devant les hommes.

En 1831, les prisons de l'Auvergne étaient remplies d'aliénés. Je me rendis dans les départements du Puy-de-Dôme et de la Corrèze pour les délivrer. Je commençai la fondation de deux hospices : l'un à Clermont-Ferrand, pour les femmes; l'autre à la Cellette (Corrèze), pour les hommes.

La Cellette était un ancien couvent où l'on recevait jadis quelques aliénés riches; mais, comme il avait été entièrement démoli, il me fallait le faire rebâtir.

Cependant, il y avait à Riom un hospice d'aliénés dans lequel une multitude de ces infortunés se trouvaient entassés dans des bâtiments étroits et insalubres, pires que les prisons. Le préfet du Puy-de-Dôme M. Rognat, qui m'avait vu à Bourg, où, pendant qu'il était préfet de l'Ain, j'avais fondé deux hospices, l'un pour les femmes, l'autre pour les hommes aliénés, prit un arrêté, par lequel il ordonnait que douze de ces aliénés seraient extraits de cet hospice, et mis à ma disposition pour être transférés à la Cellette. Les administrateurs de cet hospice désignèrent les plus furieux et les plus incurables pour s'en débarrasser.

Je me rendis à Riom accompagné de quatre ou cinq de mes frères hospitaliers, et de deux carrioles pour transporter les douze aliénés à la Cellette. Arrivés à Riom, je fus averti, par précaution, que l'un des aliénés que l'on allait me livrer avait tué son frère d'un coup de fusil, un autre avait tué une femme à coups de couteau, d'autres avaient commis des incendies et d'autres excès. Je n'en fus pas effrayé, et je refusai les gendarmes que l'on voulait nous donner pour les accompagner. J'avais mis ma confiance en Dieu. On avait fait sortir les douze aliénés de leurs cabanons, et, les voyant tous rassemblés autour de moi dans la cour, je leur dis, avec effusion de cœur et les yeux mouillés de larmes, « que je venais mettre fin à leur réclusion, et leur rendre la liberté; et qu'ils n'avaient qu'à me suivre ». En effet, ils sortirent tous avec moi, et montèrent tranquillement et paisiblement dans les carrioles qui nous attendaient à la porte. Un seul, et c'était celui qui, dans un accès de folie avait tué une femme, et, une autre fois, s'était fendu la bouche, des deux côtés, jusqu'aux oreilles, avec un canif, me dit qu'il préférait aller à pied. « Eh bien! lui dis-je, nous marcherons tous deux ensemble. Il fallait douze heures de marche dans les montagnes pour arriver à la Cellette. Nous marchâmes une partie de la nuit. L'aliéné que j'avais pour compagnon ne me quitta point. En prenant les *racourcis*, nous nous trouvions quelquefois seuls, à deux ou trois cents pas des carrioles. C'était un homme d'une haute stature et dans toute la force de l'âge, sujet à des accès de fureur, pendant lesquels il brisait quelquefois la porte de son cabanon, et déchirait tous ses vêtements.

Nous arrivâmes, sans encontre, à la Cellette vers le milieu de la nuit. Faute de lits, les aliénés, les frères hospitaliers et moi, nous nous couchâmes tous dans la grange sur la paille et sur le foin. Le lendemain, après que les aliénés se furent bien reposés, je distribuai à chacun son emploi, comme à des gens raisonnables : et ils l'étaient devenus en effet. Ainsi, je dis à celui qui avait marché avec moi, lequel avant d'être aliéné, avait exercé les fonctions de secrétaire général des hospices de Clermont-Ferrand : « Vous, M. G..., vous remplirez ici les fonctions de secrétaire de l'établissement et d'économe ; vous tiendrez les registres de comptabilité et la correspondance ». Je dis à celui qui avait tué son frère : « Vous, Joseph, votre emploi sera d'aller, chaque jour, chercher le bois mort dans notre bois, et vous l'apporterez à la cuisine. J'en plaçai deux autres, vieux et infirmes, dans la cuisine pour éplucher les légumes ; je donnai à deux autres, qui étaient jardiniers, le soin de cultiver le jardin ; les autres s'employèrent à aider les maçons qui nous construisaient des bâtiments. Je leur dis qu'ils ne seraient plus enfermés, que nous vivrions tous en frères, en commun, et que, moi-même, au lieu d'être le maître, je voulais être toujours le serviteur de tous, conformément à l'Évangile. Et en effet, il n'y avait, à la Cellette, ni cour fermée, ni cabanon ; ils se trouvaient dans une ferme rustique, entourée de vaches et d'autres animaux domestiques. Ils me promirent tous de remplir fidèlement les emplois que je leur avais donnés. Je puis affirmer, sans craindre d'être démenti, que, pendant six années que l'établissement de de la Cellette a resté sous ma direction, aucun de ces aliénés n'a donné à personne le moindre sujet de reproche ; qu'ils sont toujours restés libres, et qu'ils se sont trouvés si heureux, en travaillant et vivant en commun comme les chrétiens des premiers siècles, qu'ils ont tous préféré rester à la Cellette sous ma direction que de retourner dans leur pays et dans leurs familles. Là, comme à la Cellette, j'ai vu jusqu'à vingt et trente aliénés, que j'avais retirés des prisons, faire la chaîne sur de longues échelles, et se faire passer, de l'un à l'autre, de grosses pierres au-dessus de leur tête jusqu'au faîte des bâtiments en construction, sans qu'il soit arrivé jamais le moindre accident fâcheux. M. G..., qui remplissait les fonctions de secrétaire et d'économe, me traduisit, dans ses moments de loisir, de l'italien, deux ouvrages que je fis imprimer, et qui ont eu plusieurs éditions.

Les établissements de la Cellette et de Clermont-Ferrand étaient dans un état prospère, les revenus que j'avais établis étaient plusque suffisants, lorsque les robes noires, qui exploitent la veuve et l'orphelin dans les confessionnaux, et ceux qui les exploitent dans leurs cabinets, se liguèrent ensemble pour m'exploiter, moi et mes pauvres aliénés. Ces misérables, par des abus de confiance, par des signatures subtilisées ou extorquées, par toute sorte de fraudes et de chicanes, par des menaces et des voies de fait, m'obligèrent à leur abandonner ces deux établissements, que j'avais fondés exclusivement pour les aliénés les plus pauvres et les plus délaissés. Les moins coupables de ces misérables exploiteurs sont morts en désespérés, peu de temps après, emportés par des maladies surnaturelles; les plus coupables existent encore maintenant et jouissent du fruit de leurs rapines, en attendant le jugement de Dieu, ignorant que les délais de la justice divine sont plus redoutables que les prompts châtiments. Les plus coupables de ces misérables sont connus à Clermont et dans les environs de la Cellette, et la vindicte publique pesera toujours sur eux.

En quittant Clermont et la Cellette, je me rendis dans le département du Lot pour fonder un autre établissement à Leyme, et délivrer les pauvres aliénés qui se trouvaient enfermés dans les prisons des départements du Lot, de la Creuse et de la Dordogne.

Pendant les six années que l'établissement de la Cellette était resté sous ma direction, il n'y avait eu que cinq ou six décès d'aliénés; mais, immédiatement après mon départ, en deux mois de temps, plus de trente de ces infortunés moururent, faute de soins et de consolations, entre les mains des exploiteurs à robes noires et de leurs valets : ce furent plus de trente assassinats consommés pour satisfaire leur avidité pour l'argent. L'inquisition a fourni la preuve que les animaux les plus féroces étaient moins cruels que ces gens-là.

Dans toute l'Auvergne principalement, dans les pays les plus pauvres, il n'est, peut-être, pas de ville, de canton ou de commune où je n'aie rendu, parfaitement guéri, un père ou une mère à ses enfants, que j'avais reçus comme aliénés gratuitement ou avec une pension très modique. Je n'ai jamais refusé de recevoir gratuitement aucun aliéné pauvre, et je suis allé les chercher moi-même partout où ils se trouvaient.

Il est de fait que, dans tous les établissements que j'ai fondés et dirigés, j'ai toujours guéri, sans exception, tous les aliénés qu'on m'a confiés, et dont la maladie ne datait pas de plus de huit mois. Dans ce cas, j'ai toujours pu dire aux parents des aliénés qui me les confiaient : Je vous rendrai dans les trois mois votre malade guéri, et cela ne manquait jamais. Quant aux aliénés dont la maladie était plus ancienne, et que l'on avait rendus incurables par de mauvais traitements et de faux remèdes, j'en ai guéri une partie, mais je ne pouvais assurer les parents des aliénés de leur guérison.

Il faut aux aliénés des bâtiments rustiques et pauvres, et qu'ils s'occupent à des travaux d'agriculture et de jardinage, au milieu des animaux domestiques ; mais avec la *liberté*.

Les bâtiments et les ameublements de luxe font toujours mauvais effet dans l'esprit des aliénés. Il ne faut pas oublier que Jésus a maudit les richesses, et que, sans Jésus, les aliénés ne sauraient guérir.

Pinel cite un fermier anglais qui guérissait quelques aliénés en les attelant à sa charrue au devant de ses chevaux, et leur décochant à tout propos des coups de fouets ou de nerfs de bœuf. C'était une horreur, mais c'était préférable à la *réclusion* et aux faux remèdes qu'on leur fait subir dans les prétendus *asiles*.

Il existe en Belgique un village où les paysans se chargent en famille des aliénés, et les emploient avec eux aux travaux agricoles. C'est dix mille fois préférable à tous les *asiles* du monde où les gendarmes conduisent les pauvres aliénés pour y être enfermés à perpétuité sous le despotisme d'un médecin qui, à bout de science et de remèdes, fait sans cesse des expériences *in animâ vili*, et viole les folles pour essayer de les guérir de la *nymphomanie*, et lui-même du *satyriasis*, comme faisait feu le docteur Bessière dans l'asile des folles de Saint-Alban, dont il était le directeur.

J'ai visité, il y a quelques années, l'établissement d'aliénés de Montpellier : rien n'y manque sous le rapport du luxe et du service médical. Je demandai au portier si beaucoup d'aliénés en sortaient guéris ; il me répondit : « *Aucun.* Je les vois entrer, mais je ne les vois plus sortir. » Étonné, et craignant que sa réponse ne fût exagérée, je fis la même demande aux sœurs hospitalières qui servent l'établissement, et leur réponse fut conforme à celle du portier. Au reste, il est de fait que le très petit nombre des aliénés qui sortent véritablement guéris de ces établissements, fondés à grands frais et entretenus avec luxe, n'est composé que de ceux que l'on n'a pas pu rendre incurables. Jésus n'est pas là où règnent le luxe et les richesses, et sans Jésus, nous le répétons, les aliénés ne sauraient guérir.

§ 16.

MAGICIENS, SORCIERS ET SORCIÈRES.

« Je ressentais aussi, dit le P. Surin, des impressions toutes semblables à celles des magiciens, et je m'étais persuadé que je pouvais donner le diable à qui je voulais. Ce qui me confirmait dans cette pensée, c'est qu'en effet Notre-Seigneur permettait que les personnes à qui je m'imaginais avoir envoyé le démon fissent des choses étranges, qui paraissaient des signes manifestes ou d'obsession, ou de possession ; cela me causait une peine très grande, car il me semblait que j'étais une peste parmi les autres religieux. Cette impression venait de mon imagination emportée avec rapidité, et mue par une impulsion du malin esprit, sans que je le connaisse, ni que j'en puisse être le maître.

« Ayant ainsi donné le démon à un religieux,

à ce qu'il me parut (car cela se faisait dans mon idée sans grande délibération) ce religieux fit effectivement, en ma présence, d'horribles extravagances. Une autre fois, étant accouru avec les autres auprès d'uu père qui se mourait, afin de prier pour lui, j'eus une furieuse impulsion de lui envoyer le démon, ce qui me donna une extrême horreur; cependant, comme j'avais l'imagination fort affaiblie, et que j'étais fortement porté à le faire, il me sembla que j'avais consenti à cette pensée criminelle et diabolique. Ce qui me le persuada, c'est que ce moribond, qui avait dit jusque là des choses excellentes et très édifiantes, se mit alors dans une grande violence, et dit tout haut que quelque diable venait là pour le tourmenter. Cela me causa une telle douleur que j'en fus accablé, me regardant comme un abominable, qui ne restait dans le monde que pour faire du mal à tout le monde.»

EXPLICATION.

Ce que vient de dire le P. Surin prouve que l'esprit méchant, par le pouvoir qu'il exerce sur l'imagination des monomanes et des aliénés, peut leur faire croire qu'il leur obéit, en faisant du mal à d'autres, et qu'ils sont, par conséquent, des magiciens et des sorciers, Il peut aussi, par le moyen des songes, de la catalepsie et du somnambulisme, leur faire croire qu'ils ont assisté au sabbat. Il n'est pas douteux qu'avec l'inquisition nos seigneurs les évêques et nos anciens parlements ont fait périr injustement dans les cachots, dans les tortures et dans les flammes des *autodafé*, des miliers de monomanes, d'aliénés, de malades, qui se croyaient, ou que l'on supposait être, des magiciens, des sorciers ou des sorcières, et qui ne l'étaient pas plus que le P. Surin; et d'autres dont on voulait se défaire en les déshonorant et confisquant leurs biens.

L'INFORTUNÉE JEANNE-D'ARC, BRULÉE COMME SORCIÈRE.

Jeanne-d'Arc, la pucelle d'Orléans, fut, comme Martin de Galardon, comme le maréchal de Salon, une *monomane hallucinée*. Sous la forme de saint Michel un ange de ténèbres lui était apparu, car Dieu n'envoie pas de bons anges pour défendre des rois, surtout des rois impudiques et débauchés comme ils le sont presque tous. Cette fille, poussée par sa monomanie et ses hallucinations diaboliques, combattit à la tête de l'armée, et chassa les Anglais. « Cependant, dit une Biographie, on s'avisa de l'accuser, suivant l'esprit du siècle, d'être sorcière. Les prédicateurs le prêchèrent partout. Cauchon, évêque de Beauvais, cinq autres prélats français, un évêque anglais, un frère prêcheur, *vicaire de l'inquisition*, et une cinquantaine de prêtres docteurs, la jugèrent à Rouen, et la condamnèrent à être brûlée vive, comme *sorcière devineresse et sacrilége*. Tous ces évêques, ces prêtres, et le frère prêcheur *vicaire de l'inquisition*, assistèrent, assis sur des places réservées, à son supplice comme à un spectacle amusant : c'étaient des fanatiques féroces qui faisaient brûler une pauvre fille folle pour gagner l'argent que les Anglais leur avaient distribué pour accomplir cet exécrable assassinat juridique. Le roi Charles VII, qu'elle avait sauvé de sa ruine, trop occupé de ses débauches, ne fit pas la moindre démarche pour lui sauver la vie.

§ 17.

HÉRÉTIQUES.

« J'eus l'impression, dit le P. Surin, de diverses hérésies et surtout de celle de Calvin, touchant la présence réelle, et j'eus besoin d'une grande grâce pour sortir de ce mauvais pas.

« Pendant plusieurs mois, l'hérésie des manichéens sur les deux principes, l'un du bien, l'autre du mal, me fut encore si puissamment gravée dans l'esprit, que je pense que j'aurais écrit des livres pour la défense de la même erreur. »

EXPLICATION.

A l'occasion de ce qui précède, il se présente ici un fait qui n'est pas à dédaigner. Il y a une trentaine d'années qu'un aliéné, nommé Berbiguier, publia un ouvrage en deux volumes sur les démons, qu'il appelle des farfadets ; cet ouvrage, rempli de folies mêlées avec quelques vérités, lui fut évidemment inspiré par l'esprit méchant, dans le but de jeter du ridicule sur cette matière, afin de dégoûter ceux qui voudraient la traiter.

Le docteur Billot, que nous avons déjà cité, rapporte aussi un fait analogue.

« Et pour vous donner une idée de leur savoir, dit-il, (p. 119), je vais vous citer quelques mots d'une *somnambule*, simple jardinière, ne connaissant que ses choux et ses raves, et ne sachant d'autre langue que le patois du pays. « Le magnétisme, disait-elle, vient d'en haut, il émane de la Divinité ; il vivifie, il échauffe, il éclaire : c'est l'âme de l'univers. »

Cette éloquente et savante définition, qui est tout un système d'athéisme, sortant de la bouche d'une fille *illettrée* et *endormie* dans les montagnes du Luberon, et qui n'avait jamais prononcé un mot de français étant éveillée, est évidemment diabolique.

Pour le reste, ce que nous avons dit, relativement aux sorciers et aux sorcières, s'applique également aux hérétiques. Il n'est pas douteux que la foule des infortunés hommes, femmes, filles, vieillards et enfants que les papes, les évêques, les rois, les reines, leurs satellites et leurs suppôts, ont massacré ou fait massacrer, pendre ou brûler, par milliers, comme hérétiques, n'étaient que des enthousiastes, des monomanes ou des aliénés. Mais les *autodafé* amusaient, la confiscation des biens de leurs victimes les enrichissaient, et ils trouvaient encore l'avantage de se défaire de leurs ennemis, et d'assouvir leur rage fanatique sur les personnes qui condamnaient leurs vices. Ce n'est certainement pas dans la parabole du Samaritain, qui se trouve dans l'Évangile, que ces messieurs avaient lu qu'il fallait brûler les hérétiques après leur avoir fait subir des tortures atroces et confisqué leurs biens. Il fallait, au contraire, les guérir, les instruire, les éclairer suivant la fraternité évangélique, et non pas les assassiner et les voler.

AUTODAFÉ A ROME. HORRIBLE ASSASSINAT.

On lit dans un ouvrage imprimé, et publié à Lyon par les associés de Rusand, ce qui suit : « Année 1432. — Passage à Lyon d'un religieux de l'ordre des carmes, nommé frère Thomas *Conette*, natif de Bretaigne, que le vulgaire appelait le *saint homme ;* lequel allait sur un asne, et estoit suivi de quelques religieux et de plusieurs simples gens, plus pour sa vie exemplaire que pour grand doctrine qui fut en lui ; et par son zèle, il attiroit les gens à penitence ;

mesmes prêchant à Lyon, il fit poser aux dames leurs affiquets et grands bobances : il fit cesser tous les jeux, s'estimoyent bienheureux ceux qui pouvoient avoir du poil de son asne ou le mener par la bride, luy estant dessus. Il disoit qu'il alloit à Rome pour réformer le pape et les cardinaux ; mais arrivé qu'il fut à Rome, comme il parla trop librement contre le pape et le consistoire, on lui fit croire qu'il estoit hérétique, et on le fit brûler pour tel (M. de Rubis, p. 337) ». Le pape qui siégeait alors était Eugène IV, qui, lui-même, fut déclaré hérétique, et déposé par le concile de Bâle en 1439. »

OBSERVATIONS.

Voilà un religieux qui croit à l'Evangile, et qui se fait un devoir d'en pratiquer le contenu. A cause de ses vertus, le peuple, qui le connaissait, l'appelait le *saint homme*. Au fond de la Bretagne, où il habitait, il entend parler des débordements, des débauches, du faste et du luxe du pape et de ses cardinaux. Simple dans son esprit comme dans ses mœurs, poussé par un zèle tout évangélique, il monte sur son âne (car il était probablement lui-même chargé d'années), et s'achemine vers Rome, avec l'intention très louable de faire réformer, s'il le peut, par ses discours et par ses exemples, les mœurs dissolues des princes de l'Église. Mais il ignorait qu'il avait affaire à des gens plus endurcis qu'Anne et Caïphe et tous les pharisiens d'autrefois. Aussi, il ne fut pas plus tôt arrivé à Rome, que le pape et son consistoire le firent enfermer dans les cachots de la sainte inquisition, lui firent croire qu'il était hérétique, et, en conséquence, le firent consumer par le feu dans un autodafé. C'était, sans doute, un assassinat horrible; mais ces messieurs n'y regardent pas de si près.

Cependant, il arriva après que le même pape, malgré son infaillibilité, fut condamné lui-même comme hérétique, et déposé par le concile de Bâle.

MONOMANIE RELIGIEUSE DES CÉVENNES.

Sous le règne d'un vieux roi, Louis XIV, que la folie humaine appelle le *grand*, et qui ne se distingua réellement que par son orgueil, ses débauches, ses adultères et ses cruautés, il arriva qu'une partie des protestants qui habitaient le midi de la France, devinrent fous. Atteints d'une monomanie religieuse très grave, leur imagination se trouva remplie des illusions et des folies les plus absurdes et les plus ridicules, comme on le verra ci-après. Les causes de cette maladie furent les chagrins et la misère que leur firent éprouver les nombreux impôts dont ils étaient acccablés, et les persécutions injustes et incessantes que les évêques, les curés, les moines et les magistrats civils exercèrent contre eux pendant de longues années.

Mais, au lieu d'alléger les impôts qui écrasaient ces malheureux, au lieu de faire cesser les persécutions injustes qu'on exerçait contre eux, au lieu de les secourir dans leur misère, au lieu de calmer leurs souffrances par tous les moyens que la charité évangélique inspire et recommande à tous les chrétiens, on les poussa au désespoir par les mesures les plus atroces et les plus barbares qu'il est possible d'imaginer. On peut dire que, si les persécutés étaient devenus fous, les féroces et fanatiques persécuteurs étaient devenus enragés.

Ce fut par les conseils d'une de ses courtisanes appelée la *Maintenon* et du jésuite le P. de Lachaise, son confesseur, que le vieux roi Sardanapale envoya dans le Vivarais, le Dauphiné et le Languedoc des officiers généraux, des dragons et des bourreaux qui remplirent ces provinces de sang, de carnage, de gibets et *d'autodafés*; qui pendaient, brûlaient, massacraient hommes et femmes, vieillards et enfants; qui incendiaient les villages. Les jésuites avaient fait croire au vieux roi que Dieu lui pardonnerait tous ses crimes, ses adultères et ses débauches, s'il faisait massacrer tous les protestants ; et il faut convenir que le comte de Broglie, l'intendant de Baville et le maréchal de Montrevel n'y allaient pas de main morte.

Il serait trop long de rappeler ici toutes les horreurs, les atrocités que ces trois cannibales, avec leurs dragons et leurs bourreaux, exercèrent contre des infortunés dont la misère et le désespoir avaient aliéné la raison.

L'esprit méchant exerçait d'abord son pouvoir et sa malice sur des jeunes garçons et des jeunes filles ; mais ensuite la maladie s'étendit sur un plus grand nombre.

« Rien n'était plus déplorable, dit l'historien, que la folie de ces malheureux. Lorsqu'ils se réunissaient pour prier Dieu, ils commençaient par se jeter à terre et y restaient étendus jusqu'à ce que le Saint-Esprit descendît sur quelqu'un d'entr'eux et l'inspirât. La présence de l'esprit des ténèbres s'annonçait par des frissons, des faiblesses, des vertiges au cerveau ; les inspirés et les inspirées agitaient les bras et les jambes; leur poitrine se gonflait : ils éprouvaient des convulsions violentes, se levaient ensuite, parlaient, déclamaient, prophétisaient, découvraient les choses cachées, parlaient la langue française avec une éloquence surhumaine, quoiqu'ils ne sussent que leur patois, et toute l'assemblée recueillait leurs paroles comme des oracles. »

C'était de la même manière que l'esprit malin opérait autrefois dans les pythonisses.

(1) L'Esprit des ténèbres leur faisait croire qu'il était le Saint-Esprit comme il a fait croire au docteur Billot qu'il était un ange-gardien. C'est aussi de la même manière qu'il trompe les kakers et es illuminés.

Les mêmes phénomènes sont décrits par Virgile et d'autres poètes. Mais il y avait aussi parmi ces pauvres protestants des jeunes filles que le malin esprit jetait à terre et les faisait prophétiser en *dormant* comme il le fait maintenant par les somnambules magnétiques, et quelquefois par les épileptiques.

« Ces pauvres gens, dit le même historien, étaient persuadés qu'il suffisait, pour mettre les dragons en fuite, de souffler dessus et de crier *tartara! tartara!*

» Une de leurs assemblées ayant été surprise, à l'instant tous les assistants se jetè- par terre soufflant de toutes leurs forces, tandis que leurs prophètes et leurs prophétesses couraient au-devant de l'ennemi, criant : *tartara! tartara!* et soufflant aussi à perdre haleine.

» C'étaient des fous, ajoute l'historien, qu'il fallait traiter par des lénitifs, des potions calmantes; mais les gens du roi étaient d'autres fous qui ne connaissaient de remèdes que le fer, la corde et le feu. On massacra trois cents de ces pauvres insensés; on en traîna une quarantaine en prison ; le reste se dispersa dans les forêts et les montagnes.

» Les victimes s'étaient, pendant quinze ans, laissé immoler sans résistance ; jamais on ne les avait accusées de sédition, jamais on ne leur avait imputé le moindre projet contraire aux intérêts de l'État ; mais enfin l'heure du désespoir arriva et les victimes prirent le parti de se défendre. Mais la résistance fit redoubler de rage les satellites du vieux roi. L'abbé Langlade Duchayla, que le féroce Baville avait nommé inspecteur général des missions, se livra à des cruautés inouïes envers des femmes, des filles et des enfants, leur faisant subir, dans sa propre maison, qu'il avait transformée en prison, toutes sortes de tortures.

» Tandis que les tribunaux, les conseils de guerre faisaient tous les jours pendre, rouer, brûler des pauvres monomanes, les dragons, commandés par l'intendant Baville et le maréchal de Montrevel, pillaient, ravageaient les villages, et attachaient les pères et mères aux quenouilles de leurs lits pour violer à leurs yeux, leurs malheureuses filles ; à d'autres, ils arrachaient les ongles des pieds et des mains ou les enflaient avec des soufflets, jusqu'à les faire crever.

» Il ne manquait à tant de maux que l'intervention de la cour de Rome. Le clergé obtint du pape Clément XI une bulle qui, assimilant les pauvres aliénés du Languedoc et des Cévennes, aux Albigeois, promit pardon absolu de tous leurs péchés à tous ceux qui contribueraient à exterminer *cette race exécrable et maudite*. Les évêques de Nîmes, d'Uzès, de Montpellier, de Mende, d'Alais, de Viviers s'empressèrent de la répandre dans leurs diocèses, exhortant les fidèles à employer le fer et le feu pour exterminer les hérétiques.

« Les évêques de Monpellier et de Lodève se donnèrent l'atroce plaisir d'aller voir ramer à Cette les malheureux que l'on avait injustement condamnés aux galères, et quatre autres évêques poussèrent la férocité et l'infamie jusqu'à aller assister au supplice et voir expirer sur la roue, par la main des bourreaux, des infortunés qui n'avaient de crimes que d'être aliénés.

« Un ermite, qui se nommait frère François Gabriel, forma une compagnie de brigands appelés les frères de la croix ; il se mit à leur tête, et se répandant dans les campagnes, ils brûlaient les villages, violaient les femmes, égorgeaient les maris et pillaient les habitants les plus paisibles. Fléchier, évêque de Nîmes, ce grand faiseur de phrases et d'antithèses, loin de plaider la cause des malheureux, les appelait des scélérats, et il approuvait au moins par son silence les crimes et les attrocités des frères de la croix.

« Cinquante mille monomanes ou enthousiastes aliénés, massacrés dans leurs maisons ou livrés aux bourreaux, ou envoyés aux galères ; quarante lieues de terrains dévastés, couverts de cendres et de débris, voilà le fruit de la cruauté d'un vieux roi, de sa courtisane Maintenon, de deux jésuites ses confesseurs, d'une douzaine d'évêques, et de leurs bourreaux. »

MONOMANIE RELIGIEUSE DES JANSÉNISTES.

L'esprit méchant ne manque jamais de faire des prodiges et des miracles, suivis de quelques guérisons surnaturelles et miraculeuses, lorsqu'il veut fanatiser les têtes et les remplir d'illusions, de folies et de haines.

Or, ayant mis les jésuites en querelle avec les jansénistes, pour je ne sais quelles questions théologiques, il opéra la guérison de quelques malades au tombeau du diacre Paris. C'étaient des guérisons dans le genre de celles d'Esculape, de Sérapis, du comte de Cagliostro, du docteur Mesmer, du prince abbé de Hohenloë et de sainte Philomène qui n'a jamais existé.

Mais l'esprit méchant, voulant donner occasion aux jésuites, ses instruments et ses amis, d'exercer de nouveau leur instinct pour les cruautés, s'empara de quelques filles et leur donna des convulsions, le délire, le don de prophétie, etc.

Nous ne rapporterons pas ici tous les phénomènes surnaturels qui se présentèrent chez les convulsionnaires jansénistes, lesquels sont attestés par de nombreux témoins, et qu'on ne peut raisonnablement révoquer en doute. Il suffira de ce qui suit, rapporté par M. de la Barre, avocat au parlement, témoin occulaire.

» On a vu, dit-il, le feu ne pas brûler, mais rafraîchir les malades; l'ombre brûler et l'eau glacée réchauffer ; les coups les plus assommants, avec des pierres, des pilons de fer, des buches et des chaînes, soulager et guérir, sans laisser sur les chairs les plus tendres la moindre meurtrissure, pendant que le plancher ou le mur de la maison en était ébranlé ; les épées et les broches les plus pointues, tantôt ne pas percer, malgré les impulsions les plus fortes, tantôt percer profondément sans qu'il en subsistât aucune incommodité ; des pieds, des mains, la langue transpercés et incisés par des épées, par de longs clous, ou par d'autres instruments, faire à l'instant leur exercice ordinaire sans gêne et sans douleur. On a vu dormir au milieu des flammes, ou le visage exposé devant un feu si ardent, qu'à la même distance la cire d'Espagne fondait et les œufs cuisaient. (*Religion constatée*. Tom. I).

Tous ces phénomènes extraordinaires et surnaturels sont au pouvoir de l'esprit méchant, et les magnétiseurs, ses compères sans le savoir, en produisent par son intervention, de semblables et d'analogues.

Quant aux monomanes et aliénés jansénistes, les jésuites, à leur grand regret, ne purent ni les faire brûler, ni les faire massacrer. Louis XIV, heureusement était mort, et Louis XV, son successeur, enseveli dans ses lubriques orgies du Parc aux Cerfs, ne voulut pas qu'on l'importunât de ces ridicules querelles. « Ce sont, disait-il, des affaires qui ne me regardent pas. Laissez faire ces brouillons. »

GRAND NOMBRE DE FEMMES INNOCENTES CONDAMNÉES A ÊTRE BRULÉES VIVES.

Ce n'est pas dans ces derniers siècles seulement que les démons se servent des princes, des empereurs, des rois et des prêtres pour opprimer les peuples et faire brûler des hommes et des femmes innocents. L'histoire de l'antiquité en rapporte un bon nombre d'exemples : en voici un très curieux, qui est extrait d'Hérodote, liv. 2.

« Phéron fils de Sésostris, perdit la vue. L'industrie et les remèdes des médecins furent impuissants pour le guérir. On lui persuada alors d'aller à Hiérapolis consulter Apollon, et qu'après l'avoir apaisé par des sacrifices, il ne manquerait pas de lui indiquer le remède propre à lui faire recouvrer la vue. Le prince s'étant donc fait transporter au temple d'Apollon à Hiérapolis, se soumit à toutes les ordonnances des prêtres. Les cérémonies terminées, on consulta l'oracle. L'oracle (*le démon*) répondit par l'organe de la pythonisse, que l'unique remède pour guérir la cécité du prince était de lotionner ses yeux avec l'urine d'une femme chaste qui n'eût jamais été infidèle à son mari. Or le prince après s'être lotionné avec l'urine de toutes ses femmes, car il en avait bon nombre, et puis d'autres encore, il n'y eut que l'urine de la femme d'un charretier qui fut efficace pour lui faire recouvrer la vue. Que fit le prince ? Pour témoigner sa reconnaissance à Apollon, il adora l'oracle d'Hiérapolis, remplit son trésor d'or et d'argent, distribua aux prêtres de fortes sommes et fit élever en l'honneur d'Apollon, deux obélisques qui avaient 45 coudées de largeur et 100 de hauteur. Ensuite persuadé que les femmes dont l'urine n'avait pu le guérir étaient coupables il ordonna qu'elles fussent brulées-vives : ce qui fut exécuté.

Observations. Il est très probable qu'Apollon, qu'on appelle maintenant Béelzebuth ou Astarot, avait lui-même ou l'un de ses confrères, affecté le prince de quelque amaurose (ou *goutte sereine*), en lui paralysant la rétine, et qu'ensuite il avait inspiré à quelqu'un de lui conseiller de venir le consulter à Hiéropolis; que le voyant arrivé dans son temple, après les cérémonies d'usage, il avait prononcé, par l'organe de la pythonisse, l'oracle qui indiquait le collyre diabolique. Après que le prince eut essayé vainement de se guérir avec l'urine de ses propres femmes, et peut-être d'un grand nombre d'autres, il cessa de lui paralyser la rétine lorsqu'il se fut lotionné avec l'urine de la femme du charretier, et dès lors la cécité disparut. Ainsi, par tous ces artifices et toutes ces ruses, Apollon eut le plaisir de se faire adorer par le prince, de se faire remplir son trésor, de faire enrichir ses prêtres, de se faire élever des obélisques en son honneur, de faire brûler vivantes deux ou trois cents femmes chastes et fidèles, et de mystifier le prince Phéron, en lui faisant épouser la femme du charretier, laquelle était probablement une catin rusée, comme madame de Maintenon qui, se trouvant la secrétaire de sa rivale, sut fort bien la supplanter à l'aide du P. de Lachaise, et de se faire épouser par le vieux sardanapale Louis XVI, étant veuve d'un cul-de-jatte appelé Scarron.

RESULTATS DE LA POSSESSION DES URSULINES DE LOUDUN.

Les ursulines de Loudun furent atteintes de folie, de possession, à cause de leur vie molle, sensuelle et et de leurs péchés. Le pauvre curé Urbain Grandier n'était pour rien dans tout cela. Cependant, on exorcise les religieuses, et les exorcistes ayant demandé aux démons Asmodée, Balam, Isacaron et autres, quel était le magicien qui les avait envoyés dans les religieuses, ces esprits méchants et menteurs, répondirent que c'était Urbain Grandier, curé de la ville, auquel, probablement, ils en voulaient. L'évêque de Poitiers ordonna d'instruire son procès. Il fut arrêté, enfermé dans la prison, et appliqué à la question. Le pauvre curé endura toutes les tortures d'usage, et protesta constamment qu'il n'était ni magicien, ni sorcier.

Cependant les démons parlant par l'organe des religieuses qui étrient folles et possédées, l'accusaient vivement, et sur leur témoignage, sans autre preuve ni indice, le pauvre curé fut condamné à être brûlé vif, par les mains du bourreau, sur la place publique de Loudun. Ce fut M. de Laubardemont, homme fanatique et féroce, qui prononça la sentence, assisté de quatorze juges envoyés des présidiaux de Poitiers, d'Angers, de Tours, d'Orléans, de Chinon et de La Flèche. En vertu de cette sentence, dont son évêque et le cardinal de Richelieu l'avaient fait gratifier, le pauvre curé fut consumé par les flammes, à la vue de tous ses paroissiens, le 18 août 1634.

Les évêques, les docteurs avaient eu l'attention préalablement de décider théologiquement que les démons interrogés par eux et les exorcistes ne pouvaient mentir, surtout quand ils juraient de dire la vérité. On voit par là que l'esprit saint avait eu grand tort d'appeler dans la sainte Écriture les démons *esprits de mensonge*. Les évêques et les docteurs en savaient plus long. Il est dommage, maintenant, que les tribunaux n'admettent plus en témoignage les fous et les folles, encore moins celui des démons.

Néanmoins, d'après l'histoire publiée ar le P. Surin, il est évident que les démons, parlant par l'organe des religieuses, avant, pendant et après les exorcismes, n'ont cessé de mentir et de se moquer de nos seigneurs les évêques, des docteurs, des jésuites et de tous les exorcistes, et que s'ils faisaient quelquefois le semblant de leur obéir en des choses insignifiantes, et de dire parfois quelques vérités, c'était pour mieux les tromper et se moquer d'eux, car ils avaient beau leur commander de sortir des corps des religieuses, ils ne sortaient point, et s'ils leurs promettaient quelquefois de sortir à des époques fixes, c'étaient toujours des mystifications. Les exorcismes durèrent vainement plusieurs années, les exorcistes étant bien rétribués par le roi ; et pendant tout ce temps les démons Asmodée, Balam, Léviatan et compagnie ne manquèrent pas de jouer, devant le public, des comédies et des farces souvent très obscènes, entremêlées de très beaux discours de piété que le P. Surin a eu le soin de recueillir. Mais en tout cela, en amusant le public, les malins n'avait d'autre but que de prouver à tout le monde, que ni nos seigneurs les évêques, ni leurs exorcistes, ni les jésuites, n'avaient aucun pouvoir de Dieu.

Au contraire, les démons eurent permission de Dieu d'entrer dans le corps des principaux exorcistes et des jésuites, comme autrefois Jésus leur permit d'entrer dans le corps de certains animaux qui furent se noyer dans la mer. « Le P. Lactance, dit le « P. Surin, travaillait avec vigueur à exor« ciser les religieuses, mais dans le fort de « ce travail, il tomba malade et mourut le « 18 septembre 1834, étant terriblement « possédé des démons. »

« Le P. Tranquille mourut de la même manière. Les magistrats, ajoute le P. Surin, firent graver cette épitaphe sur sa fosse. « Ci gît le P. Tranquille, prédicateur ca« pucin ; les démons, ne pouvant plus sup« porter son courage dans les exorcismes, « l'ont fait mourir par leurs vexations, le « dernier jour de mai 1638. » Comme c'est rationnel !

Quant au P. Surin, jésuite et délégué de sa compagnie, il fut aussi terriblement envahi et possédé par les démons, comme on l'a déjà vu, et rendu fou pendant vingt ans. Les démons le rendirent complétement muet durant huit mois et pendant vingt ans, il ne put écrire une seule ligne. Lorsqu'il exorcisait la supérieure des ursulines, le démon sortait de son corps pour entrer dans le sien et le faisait danser, gambader, grimacer avec toutes sortes de folies et d'obcénités, en présence de tout le monde. « Isacaron, dit-il, me tourmentait jour et « nuit par les tentations d'impuretés les « plus horribles; Léviatan, travaillant en « dehors, sous la figure de la plus belle, « mais de la plus lascive créature, augmen- « tait de beaucoup la tentation. » Cependant, malgré tout, le P. Surin s'imaginait que les démons étaient forcés de lui obéir, et qu'il les châtiait lorsqu'ils ne lui obéissaient pas. Il écoutait leurs discours comme des oracles, et croyait que tous les mensonges qu'ils lui débitaient étaient des vérités. Il raconte dans son histoire une multitude de prodiges et de miracles qu'il attribue à Dieu, à son ange gardien, à saint Joseph, à saint François de Sales, qui n'étaient réellement que des hallucinations et des prodiges diaboliques qui avaient pour but d'entretenir les illusions et les superstitions jésuitiques.

SUR LES EXORCISMES.

Il est de fait que, depuis que les papes et les évêques on fait alliance avec les rois qui représentent l'idolâtrie, et depuis que les papes sont devenus eux-mêmes des rois, et que les évêques sont devenus des *éminences*, des *seigneurs*, des *lords*, des *grandeurs*, contrairement aux préceptes de l'Évangile, le pouvoir que Jésus avait donné à ses apôtres de délivrer les possédés, n'existe plus en eux. Il est de fait que depuis bien des siècles, eux-mêmes et leurs exorcistes, au lieu de délivrer, de guérir, de soulager les possédés, les aliénés, ils ont toujours aggravé leur état, leur maladie, et donné lieu à des crimes et à de grands scandales : c'est incontestable.

SUR LE SALUT DES ALIENES.

Dans les aliénés, les malins esprits possèdent le corps, mais ne possèdent pas l'âme. Nous voyons dans l'Évangile qu'il y a des possédés de naissance, et ce sont les idiots, les crétins. Ceux-là, quand ils meurent, se trouvent sans péché, parce que étant privés de leur jugement et de leur libre arbitre, ils ne sont pas responsables de leurs actes. Il est aussi d'autres possédés, des aliénés dont la folie est accidentelle et qui sont possédés à cause de leurs péchés ; mais ceux là, comme l'incestueux de Corinthe, expient leurs péchés par les souffrances de la possession. La possession est pour eux un purgatoire et un effet de la miséricorde de Dieu. Il en est d'autres aussi dont la possession, la folie n'a pas pour cause le péché, mais qui est une épreuve de Dieu et un moyen de sanctification. Ainsi, ne croyons pas qu'ils soient abandonnés de Dieu parce qu'ils souffrent de grands maux et qu'ils se trouvent dans l'état le plus pitoyable. Ne croyons pas, comme les jésuites qui ont fabriqué le *pensez-y bien*, qu'un aliéné ou un malade en délire, occulte ou manifeste, est damné lorsqu'il meurt en proférant des blasphèmes; car tandis que le démon profère par sa bouche des blasphêmes, son âme implore la miséricorde de Dieu. Ne condamnons donc pas les pauvres aliénés, si nous ne voulons que Jésus nous condamne nous-même.

Je le dis du fond de mon cœur, je ne doute pas que l'âme d'un pauvre aliéné qui meurt sur son grabat, le blasphème à la bouche, méprisé et abandonné de tout le monde, ne soit reçu immédiatement dans le ciel entre les bras de Jésus; mais je suis assuré aussi, d'après les paroles du Christ et le texte de l'Evangile, qu'un roi, un pape, un cardinal, un évêque qui meurt dans un palais, au milieu d'un lit doré, entouré de prêtres qui l'absolvent et le bénissent, et d'une foule de laquais qui pleurent ou font semblant de pleurer, n'entrera pas dans le royaume des cieux.

J. X. TISSOT,

Fondateur d'hospices d'aliénés.

PARIS.—IMPRIM. DE MOQUET, 90, RUE DE LA HARPE.

ÉTAT DÉPLORABLE DES ALIÉNÉS.

4e et 5e feuilles.

CRIS DE DÉTRESSE

EN FAVEUR

DES PAUVRES ALIÉNÉS,

PAR

JOSEPH TISSOT,

ancien Directeur et Fondateur d'hospices d'aliénés.

BUREAU

DE RENSEIGNEMENTS, DE DIRECTION MORALE,

ET DE CONSULTATIONS GRATUITS,

POUR OBTENIR LA GUÉRISON DES ALIÉNÉS A DOMICILE,

rue et impasse Royer-Collard, 6, A PARIS.

1851

ÉTAT DÉPLORABLE DES ALIÉNÉS.

CRIS DE DÉTRESSE

EN FAVEUR DES ALIÉNÉS.

C'est bien triste et bien douloureux à dire, mais cependant rien n'est plus vrai : les pauvres aliénés sont toujours, quoi qu'on dise, les plus maltraités, les plus délaissés, les plus souffrants, les plus malheureux des malades. Les souffrances physiques, les souffrances morales, les anxiétés d'esprit, les angoisses de cœur, les étreintes du désespoir qu'on leur fait éprouver, sont au-dessus de tout ce qu'on peut dire et de ce qu'on peut penser ; et c'est alors même que, par l'intensité de leurs souffrances, ils semblent ne plus souffrir, qu'ils paraissent étrangers à tout ce qui se passe autour d'eux ; qu'ils sont stupides, immobiles; qu'ils ne parlent plus et qu'on les croit privés de la faculté de penser, d'entendre, de voir, enfin de l'usage de tous leurs sens ; qu'ils ressemblent à des automates ; c'est alors qu'on les croit déjà complétement morts moralement ; c'est alors, disons-nous, que leurs souffrances sont arrivées à un degré extrême. Et il faut le dire, c'est précisément alors que les consolations et les soins touchants de l'amitié leur seraient plus nécessaires, c'est précisément alors que les parents et les amis les abandonnent, que les administrateurs les négligent et les délaissent, et que les médecins aliénistes les torturent, les empoisonnent, les tuent en peu de temps, ou les rendent incurables pour tout le reste de leur vie.

Sans doute il doit être impossible à celui qui possède un cœur d'homme et des sentiments humains de ne pas pousser des cris de détresse, à la vue de tant de souffrances, de tant de tortures, de tant de supplices, de tant de faux remèdes, de tant de prétendus remèdes absurdes, barbares et atroces, que, par erreur, par cupidité, par ignorance ou par folie, l'on fait subir aux pauvres aliénés.

Et il suffit, en effet, de jeter les yeux sur la série des moyens et des prétendus remèdes que les médecins emploient pour le traitement de ces infortunés, pour être convaincu que tous ces moyens et ces prétendus remèdes ne sont propres qu'à aggraver la maladie, à la rendre incurable, à faire subir à ces malades des commotions violentes, des tortures atroces, des supplices effroyables; à leur faire endurer des douleurs, des souffrances indicibles; enfin à les *tuer moralement et physiquement.*

PREMIÈRE TORTURE.

Les pauvres aliénés arrêtés et conduits par les gendarmes. — La frayeur et la terreur qu'ils leur inspirent aggrave la maladie.

On commence d'abord par faire arrêter l'aliéné pauvre par les gendarmes, qui l'enchaînent et le conduisent dans l'hospice auquel il est destiné. Si l'aliéné s'imagine qu'il a été calomnié, et que les gendarmes, qui, dans l'esprit du peuple, sont considérés comme les auxiliaires du bourreau, le conduisent en prison, son exaltation et son désespoir deviennent extrêmes ; et si, dans son délire, il se révolte, si, dominé par la peur, par la frayeur, il veut fuir, les gendarmes tirent leur sabre, frappent brutalement, et le malheureux aliéné arrive à sa destination couvert de sang et de blessures.

Déposé dans l'hospice par les gendarmes, il prend naturellement l'hospice pour une prison, le directeur pour le geôlier, et les infirmiers pour des guichetiers, ou pour le bourreau et ses aides ; il est confirmé dans sa folie, il se croit perdu, ruiné, déshonoré ; il croit qu'on va le conduire au supplice ; il devient furieux, désespéré.

« On ne saurait signaler avec trop d'énergie, dit le médecin Woillez, comme attentatoire à la dignité et à la probité humaines, le transport des aliénés par les convois qui servent à transporter les malfaiteurs. Bien que ces derniers ne soient plus confondus avec les aliénés, ceux-ci sont, malgré tout, escortés de brigade en brigade par la gendarmerie. On pourrait croire, au premier abord, que ce fait, monstrueux par lui-même, n'est qu'éventuel ; mais l'exposé d'un simple chiffre statistique prouvera le contraire.

« L'asile de Clermont contient environ 800 aliénés des deux sexes, des départements de l'Oise, de Seine-et-Oise, Seine-et-Marne, et les femmes de la Somme. En compulsant les dossiers des aliénés admis pour la dernière période décennale (de 1838 à 1849), on trouve que 260 d'entr'eux, c'est à-dire près du tiers, ont été escortés par la gendarmerie..... Les meilleures intentions, les meilleurs procédés, ne peuvent détruire l'impression pénible et souvent dangereuse que *l'habit du gendarme* produit sur le cerveau malade des honnêtes infortunés qu'ils sont chargés d'escorter. » (Woillez, *de l'Amélioration du sort de l'homme aliéné.*)

DEUXIÈME TORTURE.

Intimidation. — Camisole de force. — Genouillères et entraves. — Saignées. — Sangsues.

Le pauvre aliéné délirant, furieux, désespéré, se trouvant déposé par les gendarmes dans l'hospice auquel il est destiné, cinq ou six infirmiers ou gardiens robustes et menaçants, pour exercer l'intimidation, s'emparent de lui, le lient dans une camisole de force, lui mettent des genouillères et des entraves aux jambes, et le fixent et l'attachent sur un fauteuil de force ; on le saigne ensuite très-largement; on lui coupe les cheveux, on lui rase la tête, qu'on couvre après de sangsues, suivant le système de Broussais et autres (1). Tout cela augmente la terreur de l'aliéné, et l'affaiblissement qui en résulte au physique et au moral produit ordinairement non le calme tranquille, mais une augmentation de fureur, ou une stupêur profonde qui conduit à l'idiotisme.

N'est-il pas vrai que tous ces préliminaires, tous ces apprêts, ressemblent à la toilette que le bourreau, assisté de ses valets, fait subir au criminel condamné à mort?

(1) Le médecin Leuret, après avoir justement réfuté le système de Broussais, ajoute ce qui suit : « M. Broussais s'est donc trompé, et il n'avait pas même un prétexte pour se tromper. Son erreur est de croire que la folie est une irritation du cerveau ; les conséquences de son erreur sont de prodiguer les saignées aux aliénés, que cela ne guérit pas, et de les mettre à la diète, qui augmente leur agitation, leur malaise, et peut abréger la vie. » (Leuret, *Fragments psychologiques sur la folie.*)

N'est-il pas vrai qu'il y a même un excédant de rigueur, qui doit nécessairement augmenter l'épouvante, la frayeur du pauvre aliéné? Que peut-il penser, en effet, de tous ces effroyables apprêts, sinon que c'en est fait de sa vie, et qu'on va le conduire à l'échafaud pour l'égorger?

N'est-ce pas le tuer moralement? N'est-ce pas l'assassiner cruellement, cet infortuné?

Au surplus, voici ce que dit Esquirol sur les qualités des infirmiers et des gardiens chargés de servir et soigner les aliénés, et en même temps de les intimider.

« Confiés partout à de véritables geôliers, *rarement ces infortunés sont-ils traités comme des hommes*. Les soins sont alors nuls ou presque nuls. Les infirmiers, *ignorants*, *durs*, et *barbares*, ont un costume révoltant; ils ont toujours à la main un trousseau de clés avec lequel ils frappent. Ils se font un jeu de l'état de ceux auxquels ils doivent des soins, en trompant sans cesse, à leur égard, les chefs, les directeurs, les médecins, afin d'avoir le prétexte d'imposer des privations aux aliénés, de les tenir enfermés ou liés dans une camisole de force. Le nombr serviteurs étant insuffisant, ils ont trop à faire et ne font rien : ils ne peuvent être auprès de ceux qui les réclament et ont besoin d'eux. Quelque mélancolique est-il tourmenté par le désir du suicide, il a tout le temps de préparer ses moyens ; *aussi les suicides ne sont-ils pas très-rares.*

« Les mélancoliques, qui auraient besoin d'être consolés, sont livrés *à eux-mêmes*, ou exposés *à la brutalité*, *aux injures des serviteurs*. Les fous tranquilles sont toujours seuls ou avec des êtres déraisonnant comme eux ; jamais distraits, jamais aidés à réfléchir sur leur état, jamais excités à faire des efforts pour en sortir.

« Les *gardiens féroces* parlent-ils à ces infortunés plus ou moins craintifs, c'est toujours *avec rudesse*, *avec menace*. Au lieu de les attirer, de gagner leur confiance par des manières douces, par des procédés agréables, *ils les irritent*, *les repoussent*, *par leur rudesse et la terreur qu'ils leur inspirent*. On veut qu'ils soient tranquilles ; qu'ils soient satisfaits ou non, cela est indifférent. On s'assure de leur tranquillité *par la réclusion*, *par la camisole de force*, *les injures et les coups*. C'est le plus sûr et le plus commode. S'il survient une rixe, on ne vient l'apaiser que lorsqu'elle a des suites fâcheuses.

« Presque partout les aliénés sont victimes du funeste préjugé qui les fait passer pour des êtres dangereux, malfaisants et incurables. Ils ne sont traités nulle part, à moins qu'on n'appelle traitement les *saignées*, les *bains froids* et les *douches*.

« On m'accusera d'avoir été sévère ; je n'ai pas même dit tout ce que j'ai vu. » (Esquirol, *Dict. des sciences méd.*)

TROISIÈME TORTURE.

Les douches. — Supplice atroce et barbare. — Aggrave la maladie. — Et tue quelquefois subitement le malade.

C'est après la torture de l'intimidation, de la saignée et des sangsues, que l'on fait subir au pauvre aliéné la torture, le supplice des douches, afin de l'étourdir entièrement et d'augmenter les effets funestes de l'intimidation.

On appelle douche le choc d'une colonne d'eau froide que l'on fait tomber d'une certaine hauteur sur la tête rasée d'un aliéné, lié et garrotté violemment de tous ses membres, fixé sur un fauteuil de force, et entouré d'infirmiers et de gardiens féroces, qui ont l'air de se moquer de lui en le torturant, ou de vouloir l'intimider par des gestes de colère et de férocité.

Suivant le Dr Rech, de Montpellier, la douche produit trois effets immédiats : le refroidissement de la tête, un choc sur la voûte crânienne, et la gêne de la respiration.

Mais, outre les effets pernicieux et meurtriers de l'intimidation, l'expérience a prouvé aussi que la commotion violente physique et morale que la douche occasionne nécessairement dans l'aliéné, déjà affaibli et exténué par les saignées, augmente la frayeur, l'agitation morale, et cause parfois la mort subitement soit par asphyxie, soit par apoplexie spasmodique, ou l'épilepsie et l'idiotisme avec perte de la parole.

Cependant la douche, qui ne peut produire que du mal, et dont l'application, comme nous venons de le dire, est souvent suivie de la mort ou des plus affreux accidents, se trouve appliquée journellement, par la folie des médecins aliénistes, soit comme moyen thérapeutique, soit comme moyen d'intimidation, de répression ou de châtiment, aux pauvres et malheureux aliénés.

QUATRIÈME TORTURE.

Encellulement individuel au secret. — Privation des visites des parents et des amis. — Aggravation de la maladie, etc.

Lorsque le pauvre aliéné n'a pas succombé aux précédentes tortures et aux commotions physiques et morales qu'on lui a déjà fait subir, et qu'il est encore effrayé, délirant, furieux, désespéré, on le traîne, on le porte dans une cellule de force, on le fixe, on l'attache violemment sur un fauteuil de force, et on l'enferme seul dans cette cellule, où il se trouve privé, sous de faux prétextes, par ordonnance du médecin, de la visite et des consolations de ses parents et de ses amis, pendant tout le temps que le médecin le juge convenable par erreur ou par folie, car très-souvent le médecin, dans son genre, est plus fou que l'aliéné qu'il veut traiter (1).

(1) Les médecins aliénistes, aveuglés dans les

Ce mode de séquestration, qui est, pour tout être pensant, le supplice le plus grave que l'on puisse imaginer, et qui renferme en lui seul tous les autres genres de supplices, qui suscite dans le cœur des angoisses inexprimables, dans l'imagination des fantômes effrayants, dans l'âme le plus affreux désespoir; qui trouble tous les sens et dispose aux hallucinations diaboliques; qui porte au suicide, et fait désirer la mort et mille fois la mort, même la mort la plus violente, la plus douloureuse; ce supplice de la séquestration individuelle, avec privation des visites des parents et des amis, est, disons-nous, pour le pauvre aliéné, bien plus grave, plus meurtrier que pour les criminels, puisque, pour lui, il n'a point de terme, et qu'il est entièrement livré à l'arbitraire, au caprice

ténèbres du matérialisme et du phrénologisme, sont en effet privés de bon sens et de raison, lorsqu'ils s'imaginent pouvoir guérir l'aliénation mentale, qui est une maladie de l'esprit, en torturant et tuant le corps de ceux qui en sont atteints. On serait beaucoup moins insensé d'appliquer des vésicatoires sur des jambes de bois.

et à la folie du médecin-directeur, qui, en vertu de son diplôme et de sa qualité de directeur de l'établissement, a le droit et le pouvoir de lui faire subir toutes les tortures, tous les supplices imaginables, sous prétexte de remèdes, ou de répression sans craindre d'être inquiété; qu'il peut le mutiler, l'empoisonner, le tuer lentement ou violemment et en peu de temps, ostensiblement ou secrètement, même attenter à la pudeur des femmes et filles aliénées, sous prétexte de nymphomanie, sans qu'on puisse lui en demander compte d'après la législation actuelle, qui a besoin d'une réforme radicale, tant elle est mauvaise!

Du moins, le criminel sait que, pour lui, la séquestration individuelle et au secret aura un terme, et que si quelque excès est commis à son égard par le concierge, directeur, ou les guichetiers, il pourra se plaindre et qu'il sera peut-être écouté; mais les pauvres aliénés savent au contraire que leurs plaintes ne seront pas écoutées, que leurs cris seront étouffés, et ne serviront qu'à provoquer de la part du médecin-directeur et de la part des infirmiers, des gardiens qui sont sous ses ordres, une séquestration plus étroite, plus rigoureuse, de nouvelles tortures et de nouveaux supplices, jusqu'à ce que la mort s'ensuive ou l'idiotisme qui rend muet.

Non, non; il n'est pas possible de se faire une idée des souffrances physiques et morales que l'on impose aux pauvres et malheureux aliénés. Aussi les infortunés dont la folie est intermittente, et qui, pour des délits dont ils sont excusables, à cause de leur maladie, se trouvent traduits devant des tribunaux ou des conseils de guerre, préfèrent-ils être condamnés aux travaux forcés et être transportés aux bagnes que d'être enfermés dans les établissements d'aliénés et livrés aux médecins. Plusieurs cas de ce genre se sont présentés dernièrement en France et en Angleterre.

Au surplus, si, comme tout le monde le sait, un certain nombre d'individus jouissant de leurs facultés intellectuelles, poursuivis pour délits ordinaires, deviennent fous, perdent complétement la raison, ou se suicident lorsqu'on leur applique le système de l'emprisonnement cellulaire, qui tire son origine des moines inquisiteurs, peut-on penser raisonnablement que les pauvres aliénés que l'on soumet violemment et par force à ce régime infernal, avec aggravation de tortures, pourront y résister ? C'est impossible : l'idiotisme le plus complet ou le suicide en seront inévitablement le résultat affreux.

Les médecins aliénistes et les propriétaires de maisons de santé, pour attirer l'eau à leur moulin, et remplir leurs prétendus asiles et leurs maisons de santé d'aliénés riches, pour les exploiter, ne manquent pas d'employer tous les moyens du charlatanisme, le luxe des bâtiments et des meubles, le luxe des cours et des jardins, le luxe des mécaniques, des orgues, des billards, la musique, la comédie, la danse ; ils ne manquent pas surtout d'exagérer le très-petit nombre de fausses guérisons qui apparaissent quelquefois dans leurs établissements : ils font grand bruit des cas de monomanie homicide et autres accidents fâcheux qui résultent parfois de la folie ; mais ils ne comprendront pas ou ne voudront pas comprendre que la perte de la liberté, la séquestration individuelle, avec privation des visites des parents et des amis, est pour les aliénés une cause qui les rend incurables en aggravant leur maladie et les portant au désespoir et au suicide ; ils ignorent que l'esprit méchant qui possède les aliénés ne les rend insociables et ne leur fait commettre des excès, ou plutôt ne se sert de leurs membres, de leurs organes, pour les commettre lui-même, que dans le but de les faire priver de leur liberté, de les faire torturer, de les faire tuer, ou les rendre incurables.

Sans doute des maisons d'asile, des établissements de secours, simples, et sans luxe charlatanique et dérisoire, sont nécessaires pour les pauvres aliénés. Mais il faudrait que ces prétendues maisons d'asile ne fussent plus des prisons, et d'affreuses prisons, où l'on torture, où l'on tue les pauvres aliénés ; il faudrait en bannir d'abord les médecins aliénistes et en interdire l'entrée aux jésuites, dont l'habit noir, sinistre, pharisaïque, jette l'effroi, par son seul aspect, dans l'âme des aliénés, et qui, par leurs gestes et leurs paroles, portent partout l'inquiétude, la tristesse, la désolation, le désespoir et la mort; il faudrait aussi en bannir ces aumôniers antichrétiens, orgueilleux et égoïstes, qui vendent des messes, des *de profundis* et des *oremus* simoniaques, qui vivent si délicatement et sont sans pitié pour les pauvres aliénés; il faudrait surtout que les aliénés fussent assurés d'avance que, hors le cas de délire complet ou de quelque nécessité absolue, ils ne seront pas privés de leur liberté; il faudrait que chaque aliéné, lorsqu'il y a possibilité, fût soigné et consolé par un parent ou un ami qui ne le quitte ni la nuit ni le jour.

L'aliénation mentale, étant essentiellement une maladie de l'esprit, n'affecte que le moral des aliénés, et les médecins ne doivent être employés que pour entretenir le corps, par les moyens hygiéniques, dans son état normal. Et si la folie est quelquefois compliquée d'accidents physiques, comme dans l'hypochondrie, l'hystérie, etc., il faut qu'ils sachent que ces complications, ces accidents physiques, sont des piéges, des ruses du malin esprit, qui veut les tromper, et les porter à tuer ou torturer les malades, par des remèdes impuissants, ridicules ou meurtriers.

Il faudrait, pour traiter le moral des aliénés, de véritables chrétiens, des laïques habillés simplement, comme tout le monde, comme les chrétiens des premiers siècles, pratiquant les vertus évangéliques, l'humilité, la charité, la pauvreté volontaire, collective et individuelle, la prière, le jeûne, et les austérités de la pénitence.

Enfin il faudrait que les établissements d'aliénés fussent tels, que les pauvres aliénés ne préférassent pas, comme maintenant, à être conduits enchaînés dans les bagnes, et à y rester sous la direction des gardes-chiourmes, beaucoup plus humains que les médecins aliénistes, les aumôniers, et tous les infirmiers et gardiens qui sont sous leurs ordres.

CINQUIÈME TORTURE.

Séquestration en commun. — Aggrave la maladie.

Cependant, lorsque l'aliéné n'est pas furieux, on ne l'enferme pas seul dans une cellule de force, on ne lui fait pas subir la torture des douches ; mais on l'enferme dans une salle ou dans une cour au milieu d'autres aliénés, et c'est pour lui encore un supplice moral très-affligeant et très-dangereux ; car *les paroles, les signes, les gestes, les menaces, les provocations, les regards des aliénés* qui l'entourent ou passent à côté de lui, *répondent à ses pensées lugubres, à ses hallucinations diaboliques*, le confirment de plus en plus dans sa folie, et le poussent au désespoir.

Ce genre d'emprisonnement, de détention, de séquestration, est un véritable enfer pour les aliénés, et tend aussi à aggraver la maladie et à la rendre incurable. Mais les médecins aliénistes, qui sont *phrénologistes, matérialistes, ou magnétistes*, et n'admettent rien de surnaturel, ne comprendront pas ce que nous venons de dire.

Cependant ils conviendront peut-être qu'il y a une sorte de charme, une sorte de contagion morale, que l'on appelle, si l'on veut, *imitation*, qui s'insinue par les yeux et par les oreilles dans les aliénés, qui fait qu'ils se communiquent leurs manies, leurs illusions, et rend par conséquent leur agglomération dans les mêmes salles, les mêmes cours, et la même maison, très-dangereuse. Ainsi rassembler un grand nombre d'aliénés dans le même lieu, c'est travailler à les rendre tous incurables. C'est une des principales raisons qui militent en faveur du traitement à domicile. Quand nous disons traitement à domicile, nous voulons dire la direction morale; car, comme nous l'avons déjà dit plusieurs fois, le traitement médical, les moyens thérapeutiques, sont tout à fait étrangers à la maladie, qui est essentiellement morale et surnaturelle.

SIXIÈME TORTURE.

Bains de force prolongés et affusions d'eau froide. — Supplice effroyable. — Tue l'aliéné ou le rend incurable.

Après les tortures préliminaires que nous venons d'exposer, on s'empresse d'administrer au pauvre aliéné, s'il donne encore signe de vie, la torture la plus effroyable et la plus meurtrière que l'esprit infernal ait jamais pu inspirer, *les bains de force prolongés, et les affusions d'eau froide et à la glace.*

A cet effet, le médecin-directeur, qui est ordinairement plus fou que le pauvre aliéné, fait préparer un bain à la température de 28° à 30°, si c'est en hiver, et moins élevée, si c'est dans une autre saison. Sitôt que le bain est prêt, plusieurs infirmiers féroces entourent le pauvre aliéné, s'il est libre de ses membres, et l'invitent à se rendre avec eux dans la salle des bains ou dans une cellule de force; s'il résiste, on s'empare de lui avec violence, on l'entraîne, on l'emporte de force; on le dépouille de ses habits, on le lie dans une camisole de force, on lui met encore des genouillères et des entraves aux jambes, on lui attache les pieds; on le garrotte, comme fait le bourreau, lorsqu'il veut couper la tête à quelque maniaque, condamné par erreur à la peine de mort; et ainsi lié et garrotté, le pauvre aliéné est plongé, malgré ses cris, malgré sa résistance, par la force des infirmiers, dans une baignoire de force, où il se trouve enfermé de telle manière, que sa tête seule se trouve en dehors et sans défense. L'infortuné aliéné ainsi garrotté et enfermé,

« La durée du bain, disent les médecins aliénistes, doit être de *dix à douze heures;* elle peut être prolongée à *quinze ou dix-huit heures. Les irrigations d'eau froide,* qu'on fait couler sur sa tête et sur son visage, doivent être *continuées pendant toute la durée du bain;* on peut les suspendre lorsque le malade est tranquille. Beaucoup de malades *grelottent;* mais ce symptôme, ajoutent-ils, n'a pas d'importance, tant que les malades *sont agités, souffrent, et tiennent des propos décousus.*

« Lorsque les malades, disent-ils encore, ont pris *huit ou dix bains,* sans amélioration marquée, ou qu'ils *maigrissent rapidement* dès les premiers bains, et que leurs *traits s'altèrent,* il faut cesser : *on pourra plus tard les reprendre.* » (*Bibliothèque du médecin praticien.*)

Il est évident, par ce qui précède, que ce n'est pas un bain chaud ni un bain tiède que l'on fait prendre de force et par violence aux malheureux aliénés ; car en hiver, au bout d'une heure, surtout avec les irrigations continues d'eau froide, l'eau du bain, qui était d'abord à 28° ou 30°, est descendue presque au degré de l'atmosphère ; de sorte que s'il gèle alors, le malade est forcé de rester avec d'indicibles souffrances dans un bain presque glacé pendant au moins *neuf heures*, et qui peut être prolongé à la même température pendant QUINZE A DIX-HUIT HEURES, si le caprice ou la folie du médecin l'ordonne ainsi. Et pendant tout le temps que dure ce bain d'enfer, on a la cruauté de faire couler sur la tête et sur le visage du pauvre aliéné de l'eau froide et à la glace; et pendant tout ce temps, c'est-à-dire près de vingt-quatre heures, cet infortuné est privé de nourriture !

Et ce prétendu remède, ce faux remède, absurde, barbare et atroce, qui n'a aucun rapport avec la maladie, et qui ne peut être inspiré que par l'esprit infernal qui la produit, on le répète HUIT OU DIX FOIS DE

SUITE! — Et on ne cesse de le répéter que lorsque les infortunés aliénés, victimes de l'erreur et de la folie des médecins, *maigrissent rapidement, que leurs traits s'altèrent*, c'est-à-dire lorsqu'ils sont à moitié morts, pour les reprendre ensuite plus tard, jusqu'à ce que la mort s'ensuive, ou l'idiotisme le plus complet et le plus incurable!

Le Dr Pomme, qui était fou et charlatan, fut le premier inventeur et préconisateur des *bains froids prolongés*. Aveuglé par l'esprit infernal et enthousiasmé par la vue de quelques guérisons fallacieuses, il composa et publia des livres pour mettre en vogue son faux remède; mais ensuite, les médecins qui l'employèrent s'étant aperçus que presque tous les pauvres aliénés auxquels ils le faisaient subir mouraient dans les baignoires de force, ce prétendu remède fut abandonné.

Cependant, depuis quelques années, la folie et le charlatanisme des médecins aliénistes l'ont remis en vogue; toutefois en le déguisant sous un degré de tiédeur, au commencement du bain. Mais, avec ce déguisement, le prétendu remède n'en est pas moins meurtrier ni moins atroce.

Que l'on fasse prendre aux aliénés, par persuasion et sans violence, comme moyen hygiénique, quelques bains tièdes d'une heure au printemps et en automne, et frais en été, c'est raisonnable et sans danger; mais leur faire prendre par force et par violence des bains de *dix, douze, quinze, ou dix-huit heures* soit en hiver, soit en été, ou en toute autre saison, c'est avoir perdu le sens, la raison, et tout sentiment d'humanité.

Au reste, ce n'est qu'en France où ce faux remède des bains prolongés se trouve en usage. En Angleterre, en Allemagne, en Italie et partout, les médecins l'ont heureusement rejeté, comme étant absurde, inutile, pernicieux, meurtrier et atroce pour les infortunés aliénés.

SEPTIÈME TORTURE.

Supplice des bains par surprise. — Aggrave la maladie. — Produit l'idiotisme. — La stupidité. — L'épilepsie. — Et l'incurabilité.

Hélas! nous ne sommes encore qu'au commencement des horribles cruautés que, par erreur ou par folie, les médecins aliénistes exercent sur les pauvres et malheureux aliénés, des cruelles tortures qu'ils leur font subir.

En effet, lorsque quelqu'un de ces infortunés, par la force de son tempérament, ou par un miracle de la Providence divine, n'a pas succombé aux tortures, aux commotions violentes, aux saignées à blanc, à la séquestration cellulaire, aux douches et aux bains froids prolongés et répétés, et que cependant, par suite des souffrances physiques et morales qu'on lui a fait éprouver, il est tombé dans une profonde stupeur, lorqu'il ne parle plus, lorsqu'il semble avoir perdu complétement la faculté de penser, et ne ressemble plus qu'à un automate souffrant, que font les médecins aliénistes pour le tirer de cet état lamentable? Il faudrait des secours moraux, l'éloignement des étrangers, les soins touchants de l'amitié, les consolations des parents et des amis, le recours à Dieu, la prière, le jeûne... Mais non; pour achever de le tuer, au moins moralement, pour le rendre tout à fait incurable, ils lui font subir le supplice du *bain froid par surprise*, autre faux remède, autre torture affreuse, atroce, inspirée aussi par l'esprit infernal, qui se plaît à tourmenter et à faire tourmenter les pauvres aliénés.

A cet effet, on traîne, on porte le malheureux aliéné souffrant, atterré, muet, stupide, dans une cour ou un jardin où se trouve un bassin large et profond, plein d'eau froide. Arrivés sur le bord du bassin, on cherche à détourner l'attention du malade, et dans un moment donné, lorsque cet infortuné s'y attend le moins, en présence et par ordre du médecin, on le précipite inopinément, *par surprise* et avec violence, dans le bassin d'eau froide. Quelle horreur! quelle barbarie! quelle cruauté!

Le pauvre malade, qui ignore les motifs pour lesquels on le traite si brutalement, prend naturellement le médecin et les gardiens pour des assassins qui ont pris à tâche de lui arracher la vie, et de finir par le noyer: il se débat dans cet abîme d'eau froide, surtout si c'est en hiver. Éperdu, mourant de froid, il cherche à escalader les bords du bassin, en proie à la peur, à la frayeur que lui cause un traitement si atroce et si barbare, son trouble et son désespoir sont au comble; son état d'idiotisme, de stupidité, reçoit une nouvelle aggravation, et c'est un miracle, si des *attaques d'épilepsie*, provoquées par la peur, la frayeur, et les commotions violentes qu'on vient de lui faire éprouver de nouveau, ne viennent pas compliquer l'idiotisme. . . . .

Quel spectacle navrant, en effet, que de voir un pauvre aliéné, digne de toute pitié et de toute compassion, se débattre dans un gouffre d'eau froide, contre la mort qu'il croit imminente, entouré d'hommes qu'il regarde comme des assassins, et qui semblent se faire un jeu de sa frayeur, de son désespoir et de ses souffrances! . . . .

Et c'est d'autant plus malheureux, que les gardiens s'abandonnent quelquefois à des excès très-répréhensibles, ignorant que l'aliéné, tombé dans un état d'idiotisme complet, qui le rend muet et comme insensible à toutes les impressions du dehors, conserve ordinairement dans cet état son jugement, sa raison et sa mémoire.

Mais, ce qui est encore plus désolant, c'est que lorsque les infortunés atteints d'aliénation mentale, hommes, femmes, filles ou enfants, ont été réduits à l'état d'idiotisme complet, qu'ils ne parlent plus, qu'ils ne peuvent plus se plaindre, et qu'on les croit pour toujours privés de jugement et de mémoire, toutes les personnes qui les servent, les entourent ou les approchent, sont plus vivement tentées non-seulement de se moquer d'eux, de les maltraiter, de les battre ; mais aussi d'attenter *secrètement* à leur pudeur, comme on l'a vu précédemment à l'égard du père Surin ; et ce sont les filles et les femmes qui, sous ce rapport, sont les plus exposées et le plus souvent victimes. Nous avons d'ailleurs déjà rapporté plusieurs accidents de cette nature.

HUITIÈME TORTURE.

Réclusion solitaire et secrète dans une cellule obscure, sur la paille, avec nudité complète. — Ennui, désespoir effroyable. — Souffrances morales horribles. — Aggravation de la maladie.

Lorsque ensuite de traitements si atroces

les pauvres aliénés maniaques ou idiots, dans le délire de la tristesse et du désespoir, déchirent leurs vêtements, leurs draps de lit, leurs couvertures, que fait-on pour les consoler et les tirer de cet état?

« Il faut alors, disent les médecins aliénistes, les revêtir de la camisole de force; mais, si cette fureur dure trop longtemps, ajoutent-ils, et que les mesures répressives amènent des excoriations, il vaut mieux *les enfermer dans des cellules obscures*, garnies de paille fraîche, dans lesquelles ils sont à leur aise » (*Bibliothèque du médecin praticien*).

Mais ce mode de réclusion solitaire, qui consiste à traiter un pauvre aliéné comme un animal immonde, à l'enfermer nu, dans une salle obscure, garnie de paille, ne peut qu'aggraver l'état du malade, et rendre sa maladie incurable. Aussi l'abandonne-t-on dans cet état ordinairement pendant longtemps, et quelquefois pendant toute sa vie, parce que dans cet état il ne donne plus de peine, ne coûte guère, et que sa pension ne aisse pas de courir.

L'infortuné souffre du délaissement et de

l'abandon de ses parents et de ses amis, des négligences, des mauvais traitements, et quelquefois des attentats de ceux qui l'approchent, de ceux qui sont chargés de lui porter quelque chose à manger ou à boire, comme à un chien malade.

Il souffre la faim, la soif, la nudité, le froid de l'hiver, la chaleur de l'été.

Et, ce qui est pire, il souffre sans cesse et le jour et la nuit le supplice affreux de l'encellulement individuel au secret, de l'ennui et du désespoir, et des visions et des apparitions effrayantes, et de toutes les hallucinations infernales (1), sans que personne jette sur lui le moindre regard de pitié et de com-

(1) L'encellulement individuel au secret produit presque toujours dans les prisonniers qui y sont soumis des visions et des apparitions effrayantes, des hallucinations surnaturelles : ils voient des fantômes, ils entendent des voix aériennes qui les menacent et les remplissent de terreur, etc. On peut voir là dessus l'ouvrage de Silvio Pellico, intitulé *Mes prisons*. Cet effet est encore plus fréquent chez les aliénés ; les médecins aliénistes en rapportent des milliers d'exemples.

passion. S'il se plaint, on ne l'écoute pas ou on se moque de lui; s'il crie, s'il se lamente, on le traîne, on le porte, on le confine dans un quartier plus éloigné, d'où ses cris ne peuvent pas être entendus.

Les religieuses hospitalières d'Avignon, sous la direction des jésuites, ont fourni un exemple atroce de ce genre, que les autorités doivent empêcher d'être imité.

En 1831, je retirai de l'hospice d'Albi (Tarn) un vieillard, ancien receveur de l'enregistrement, qui, depuis plus de dix ans, était aussi enfermé dans une cellule de force, sur un peu de paille brisée et en poussière, complétement nu et sans converture l'hiver comme l'été. On lui faisait passer sa nourriture et sa boisson par le trou du guichet. Quelles souffrances physiques et morales cet infortuné ne dût-il pas éprouver pendant ce supplice de dix années! Amené à mon hospice de la Sellette, il y a passé le reste de sa vie libre et tranquille, et il y est mort de vieillesse plusieurs années après.

Il est sans doute que si cet infortuné, qui vécut dix années abandonné et dans la plus affreuse réclusion, fût tombé entre les mains des médecins aliénistes, avec leurs douches, leurs bains prolongés, leurs bains par surprise, leurs poisons, etc., il n'eût pas vécu deux mois.

NEUVIÈME TORTURE.

Supplices des aliénés tombés dans l'idiotisme. — Horribles souffrances. — On les empoisonne avec le sulfate de strychnine, avec l'atropine.

Il est des pauvres aliénés que l'on a fait tomber dans l'état d'idiotisme qui, malgré eux, se salissent de leurs excréments et de leurs urines. Les médecins aliénistes, ne comprenant pas que ces manies sales sont des ruses et des piéges que l'agent occulte et surnaturel qui produit la maladie emploie, pour provoquer, de leur part, des traitements barbares envers ces infortunés, les relèguent dans un quartier éloigné et secret, que l'on appelle le quartier des *gâteux* : on traîne, on porte ces infortunés dans cet affreux quartier ; on les attache, on les fixe, liés et garrottés, sur des chaises percées, les uns à côté des autres, dans la même salle. L'infection générale qui résulte des excréments et des urines épanchés de tout côté, la douleur physique qu'éprouvent ces infortunés que l'on retient ainsi, liés et garrottés, toute la journée dans la même position, leurs cris sauvages et leurs gestes douloureux, font ordinairement de ce quartier, pour les malheureux aliénés qui y sont relégués et enfermés au secret, un enfer effroyable et perpétuel. Mais le pire des supplices, c'est-à-dire la torture morale de l'ennui et du désespoir le plus affreux, ne manque pas d'aggraver les douleurs physiques de ces infortunés. Ajoutez encore à toutes ces douleurs physiques et tortures morales les hallucinations surnaturelles et diaboliques, les songes effrayants, et vous n'aurez encore qu'une faible idée de leurs souffrances.

Il y avait déjà quelque temps que j'avais signalé les causes de cet état de choses, lorsqu'il y a quelques jours (le 5 juillet 1851) je lus, dans les journaux de médecine, que le médecin en chef de l'hospice de Charenton venait de supprimer le quartier des *gâteux*, devenu inutile, disait-on, par suite des soins que, par ses ordres, l'on avait mis à conduire fréquemment aux latrines ces pauvres aliénés idiots que l'on appelle *gâteux*. Ce moyen, qui n'est pas le véritable remède pour faire disparaître l'infirmité et les manies sales des idiots, ne laisse pas pourtant que d'être un petit progrès, et d'apporter quelques soulagements aux souffrances physiques et morales que l'on fait subir à ces infortunés.

Mais, ô douleur! le même esprit infernal, le même agent surnaturel et invisible, qui opère dans les idiots gâteux, qui provoque en eux l'excrétion involontaire des matières fécales et des urines, pour les faire tourmenter, ne voulant rien perdre de son pouvoir et de sa malice à leur égard, a suggéré à cette occasion, à un médecin aliéniste, d'administrer à ces infortunés un poison très-violent et très-meurtrier, le sulfate de *strychnine*, dans l'intention, dit ce médecin, de fortifier le genre nerveux, comme si un poison aussi délétère, aussi pernicieux, pouvait fortifier le genre nerveux, qui d'ailleurs n'est pour rien dans tout cela. Et l'esprit infernal, l'agent occulte et surnaturel, qui produit tous les phénomènes qui se manifestent dans les maladies non naturelles, n'a pas manqué sans doute de saisir cette occasion pour faire manifester quelques bons effets trompeurs et passagers, afin d'enthousiasmer ce médecin, dupe de sa malice et de son stratagème, et l'engager à préconiser ce faux remède, pour faire empoisonner, au moyen du sulfate de strychnine, un très-grand nombre de pauvres et malheureux aliénés et idiots.

Ce n'est pas tout. Quelques jours après, les mêmes journaux ont annoncé qu'un autre médecin, faisant aussi des expériences folles *in anima vili*, a administré à des pauvres épileptiques un autre poison très-vénéneux et très-meurtrier, que l'on appelle *atropine*.

Quelle influence, quels effets, ces détestables poisons peuvent produire dans des maladies dont la cause efficiente est surnaturelle, sinon de martyriser, d'empoisonner lentement, cruellement, à petites doses, des milliers d'aliénés et d'épileptiques !

Mais l'emploi des poisons les plus délétères, les plus meurtriers, est maintenant à la mode en médecine. Il est malheureux cependant que les médecins, et surtout les médecins aliénistes, aveuglés par l'esprit de ténèbres, soit par ambition, soit par cupidité, soit par vanité ou par charlatanisme, se fassent, sans le savoir, les instruments de cet ennemi du genre humain, pour martyriser, empoisonner, tuer des milliers de pauvres aliénés et d'épileptiques, sans craindre d'être inquiétés, parce que, comme nous l'avons déjà dit, le diplôme de docteur les met à couvert de toute poursuite, et que la qualité de directeur-médecin les met à même de prendre toutes les précautions nécessaires pour opérer en secret et empêcher toute investigation du dehors. Les pauvres aliénés que l'on a fait tomber dans l'idiotisme sont enfermés, encellulés, privés, par ordre du médecin ou par l'horreur qu'inspire leur situation, de la visite de leurs parents et de leurs amis : ils sont relégués dans les quartiers les plus secrets et les plus enfoncés de l'établissement, afin que les cris de ceux qui n'ont pas perdu la parole ne puissent être entendus ni du dedans ni du dehors; et tous rendent successivement le dernier soupir au milieu des gémissements, des cris de désespoir et des souffrances les plus horribles que leur imposent la cruauté froide et habituelle des médecins, et les tortures et les faux remèdes qu'ils leur font subir.

DIXIÈME TORTURE.

Émétiques et purgatifs. — Supplice de la sonde œsophagienne. — Horribles douleurs. — Aggrave la maladie. — Confirme dans la résolution du suicide.

Après les faux remèdes, les tortures et les supplices que nous venons d'énumérer, on fait prendre aux aliénés, de gré ou de force, des émétiques et des purgatifs violents, que l'on mêle quelquefois pendant plusieurs jours de suite avec leurs aliments ou leurs boissons, pour les déguiser. Et ces infortunés se persuadant à la fin qu'on veut les empoisonner ; il s'en trouve parmi eux qui prennent la ferme résolution de refuser toute espèce d'aliments et de boissons, et de se faire mourir d'inanition, plutôt que d'en accepter de la part de ceux qu'ils considèrent comme des empoisonneurs. Que fait-on alors ? On fait usage d'un instrument meurtrier, que l'on appelle *sonde œsophagienne ;* et voici la manière dont on s'y prend :

« On passe à l'aliéné la *camisole de force ;* on le fixe sur un fauteuil de force ; l'un des gardiens lui tient la tête, un autre lui ferme la bouche avec la main : le médecin introduit alors la sonde dans l'une des narines à l'aide d'un *mandrin de fer ;* et lorsqu'elle est arrivée dans l'arrière-bouche, il injecte, au moyen d'un entonnoir et d'un biberon, le liquide qu'il veut faire prendre au malade. Le gardien qui ferme la bouche serre les deux narines : *il y a alors lutte :* le malade fait tous ses efforts pour rejeter le liquide, mais la gêne qu'il éprouve l'oblige à avaler : on le laisse alors respirer, et l'on continue jusqu'à ce que la volonté du malade soit vaincue, ou que le liquide soit pris en entier. » (*Bibliothèque du médecin praticien.*)

Cette nouvelle torture très-douloureuse, après tant d'autres, vient aussi aggraver la folie, l'idiotisme et l'épilepsie, et n'empêche point le malade d'accomplir sa résolution, de se faire mourir d'inanition : le plus souvent même, la violence qu'on lui fait subir, la douleur qu'il en éprouve et le trouble qui en résulte dans son imagination, le confirment dans sa résolution ; et il meurt alors dans d'atroces souffrances.

ONZIÈME TORTURE.

Analogue à la précédente.

Cependant il arrive quelquefois que le refus de manger et de boire, de la part des pauvres aliénés, ne provient pas de la peur d'être empoisonnés, mais bien d'une constriction spasmodique du gosier, que l'agent surnaturel opère dans cette partie, pour emcher l'aliéné de manger et de boire. On a donné à cette affection le nom d'*œsophagisme*.

« L'œsophagisme, dit le médecin Mondière, consiste en une constriction plus ou moins complète et durable du canal pharyngo-œsophagien, et pouvant produire une dysphagie absolue, ou empêcher seulement la déglutition des corps solides ou liquides. Tantôt ce spasme est borné au pharynx ou à l'œsophage, tantôt il occupe en même temps ces deux conduits. » (*Bibliothèque du médecin praticien.*)

Les médecins aliénistes emploient dans ce cas toute sorte de moyens et d'instruments, et jusqu'à des poisons très-meurtriers, la *morphine* et autres, croyant y remédier; tandis que, de son côté, l'esprit infernal, se moquant d'eux, emploie toute sorte de ruses et de stratagèmes pour les tromper et les induire artificieusement à tourmenter et torturer les pauvres aliénés par de faux remèdes.

Dans l'établissement d'aliénés que j'ai fondé à Clermont-Ferrand, j'avais en 1832 un étudiant séminariste, âgé de 24 ans, atteint de manie intermittente. Pendant un de ses accès, il devint muet, et s'obstina à refuser toute espèce d'aliments et de boissons. Je n'insistai pas, sachant que toute menace, toute violence à son égard, n'auraient fait qu'augmenter le mal. J'eus recours à Dieu, suivant l'Évangile, et cinq ou six jours après, l'accès ayant disparu, je lui demandai ce qui se passait en lui, lorsqu'il refusait les aliments et les boissons : il me répondit qu'il se sentait pris par le gosier, et qu'il se trouvait dans l'impossibilité d'y rien faire pénétrer.

C'était ce que les médecins appellent maintenant *æsophagisme*, affection que le malin esprit produit et modifie suivant les circonstances, pour donner matière aux dissertations et aux expériences des médecins.

TREIZIÈME TORTURE.

Brûlure et excision des nerfs. — Amputation des doigts et des orteils. — Amputation des mains et des pieds. — Horribles douleurs. — Aggravation de la maladie.

Il arrive quelquefois que, pour tromper et dérouter les médecins, l'esprit rusé et méchant qui assaille et convulsionne les épileptiques (voyez l'*Évangile*) commence l'attaque par le bout d'un orteil ou d'un doigt, où il annonce sa présence par une sorte d'engourdissement, et monte ensuite peu à peu vers la tête. Les médecins l'appellent alors *aura epileptica*, vapeur épileptique, comme, dans d'autres cas analogues, ils l'appellent *boule hystérique.*

Il n'est pas étonnant que les médecins, prenant l'esprit malin pour une *vapeur,* se soient imaginés pouvoir empêcher l'*aura epileptica* de monter, en faisant une ligature au-dessus du point où elle se manifeste. Sans doute il est arrivé parfois que le malin, pour se moquer des médecins, a fait le semblant d'être arrêté par la ligature, et l'accès, pour cette fois, n'a pas eu lieu; mais, dans un autre moment, plus ou moins éloigné, il n'a pas manqué de revenir dans le même orteil ou dans le même doigt, a passé sous la ligature, et a produit un violent accès à la tête et dans tout le corps.

Les médecins, voyant alors ce remède à peu près inutile, se sont ingéniés pour en trouver d'autres.

En effet, pour faire torturer et estropier un grand nombre d'épileptiques, l'esprit rusé et méchant n'a pas manqué de leur suggérer de brûler ou exciser le nerf de l'orteil ou doigt où se manifestait la présence de l'*aura epileptica*. Dans ce cas encore, le malin n'a pas manqué de cesser ou suspendre quelquefois ses attaques sur un petit nombre d'épileptiques, pour faire croire aux médecins que le remède était efficace, et les encourager, par ce stratagème, à en torturer et estropier un très-grand nombre.

Mais enfin les médecins, s'apercevant encore que brûler, exciser les nerfs des doigts et des orteils, n'était pas suffisant pour guérir les épileptiques, qu'il en résultait un grand mal pour obtenir quelques rares guérisons, et le plus souvent éphémères, s'ingénièrent de nouveau pour trouver quelque autre remède plus efficace. L'esprit malin vint encore à leur encontre, et leur suggéra de *couper, d'amputer* complétement les pieds, les mains des pauvres épileptiques, au lieu de s'amuser, comme ils le faisaient, à leur brûler ou exciser les nerfs.

Mais ces cruelles et barbares amputations, ces atroces mutilations, n'eurent encore, comme de coutume, qu'un succès éphémère et illusoire : un très-petit nombre de guérisons fallacieuses, sur un grand nombre de mutilations et d'amputations; un petit bien apparent et trompeur pour un très-grand mal réel, voilà le résultat de l'aveuglement et de la cruauté des médecins, et de l'extrême malice de l'esprit méchant.

Cependant le croirait-on ? Ces absurdes et cruelles amputations, abandonnées depuis plus de cinquante ans, viennent d'être renouvelées et préconisées de nouveau par quelques médecins aliénistes, et il y a beaucoup à craindre qu'ils n'en viennent, à la fin, jusqu'à amputer complétement les jambes et les bras de tous les pauvres épileptiques qui se trouvent sous leurs mains dans les hospices, exposés aux accès et aux caprices de leur propre folie (voir la *Gazette des hôpitaux* du 27 février 1851).

Du reste, il est évident que si les médecins étaient véritablement chrétiens, s'ils croyaient à l'Évangile et aux paroles du Christ, ils ne tomberaient pas dans un pareil aveuglement, et ne commettraient pas inutilement de pareilles cruautés : ils connaîtraient la nature et les véritables remèdes de l'épilepsie. Mais non, ils préféreront toujours divaguer dans les ténèbres du matérialisme : c'est d'ailleurs plus lucratif.

QUATORZIÈME TORTURE.

Supplice sanglant et douloureux de la trachéotomie. — Aggrave la maladie.

Mais nous ne sommes jamais à la fin de la barbarie. La *Gazette médicale* du 7 juin 1851 annonce que le Dr Marshal vient d'inventer encore un faux remède pour torturer et tuer un grand nombre de pauvres épileptiques : il s'agit d'une opération qu'il appelle *trachéotomie*, laquelle consiste à inciser la partie antérieure du cou des épileptiques, et à ouvrir avec un bistouri la trachée-artère. Le médecin Marshal s'est imaginé avoir guéri par ce moyen quelque épileptique, et préconise son prétendu remède, qui n'a aucun rapport avec la maladie. Aussi aveugle que ses confrères, il ne voit pas qu'il est aussi l'instrument de l'esprit infernal pour torturer et tuer les pauvres épileptiques. La *trachéotomie* est aussi absurde, aussi atroce que la brûlure, l'excision des nerfs, et l'amputation des membres. C'est toujours des tortures, du sang humain, des victimes humaines, dont Satan est toujours avide.

QUINZIÈME TORTURE.

Supplices divers qui aggravent la maladie et la rendent incurable.

Après viennent les cautères, les sétons, les vésicatoires, la trépanation, la castration, la transfusion du sang, les flagellations avec des orties, les coups de nerf de bœuf, les soufflets sur la joue, la machine rotatoire, et mille autres remèdes barbares que les médecins expérimentent et réexpérimentent tous les jours et depuis des siècles, parce que des livres de médecins anciens et modernes les indiquent et les préconisent. Le Dr Valentin, de Nancy, prescrit d'appliquer le fer rouge-blanc sur les muscles du cou des aliénés, et lorsqu'ils ne guérissent pas, ce qui arrive ordinairement, il dit qu'on n'a pas brûlé les muscles assez profondément.

SEIZIÈME TORTURE.

Multitude de poisons et de faux remèdes. — Absurdes, barbares, dégoûtants, et atroces. — Brûlures et empoisonnements en masse. — Supplice exécrable.

« Tous les antispasmodiques, dit le Dr Musset, ont eu leurs prôneurs. La racine de valériane a été préconisée ; celle de pivoine ; l'*ellébore*, l'*opium*, les semences de *jusquiame*, les extraits de *belladone*, le *stramonium*, etc., ont été employés tour à tour sans aucun résultat ; il en a été ainsi des préparations de *zinc*, de l'*oxyde de bismuth*, de l'*essence de térébenthine*. On a eu même recours aux substances les plus dégoûtantes et les plus absurdes, telles que la *raclure du crâne humain*, *des vertèbres*, *du cerveau desséché de l'homme et du corbeau*; *on a prescrit des vers de terre avalés à jeun*, *de la poudre de pied d'élan*, *de talon de lièvre*, *de l'arrière-faix d'un premier né desséché*, *le sang humain chaud*, *les osselets de l'ouïe d'un veau*, *l'épine du dos d'un lézard rongé par les fourmis*, *le cœur*, *le foie de la taupe*, *de la grenouille*, etc. On a été jusqu'à essayer l'insertion d'une améthiste (1) à une partie du corps comme remède infaillible. Les nombreuses préparations d'antimoine, l'ambre gris, n'ont paseu plus de succès. Mais, de tous les médicaments, celui qui a été le plus préconisé, c'est le *nitrate d'argent.* M. Lombard, de Genève, dit en avoir obtenu quelques succès; cependant M. Andral et M. Rostan ont répété ses expériences sans en avoir jamais retiré le moindre avantage. Tous les malades ont éprouvé des accidents, dont les moindres ont été des douleurs d'estomac, des gastrites chroniques, des diarrhées rebelles, des vomissements violents. A l'ouverture des cadavres, on a trouvé l'estomac dans un état affreux : sa surface interne était comme chagrinée et rongée dans tous les points qui avaient été en contact avec ce dangereux médicament. L'estomac d'un malade a présente

(1) On fait une incision au bras ou à toute autre partie du corps, et l'on y insère l'améthiste, qui est une pierre précieuse d'une couleur violette tirant sur le pourpre. Ce prétendu remède, employé dans les Indes comme remède superstitieux, est accompagné de cérémonies idolâtriques, et y guérit surnaturellement des épileptiques.

une ulcération large et profonde *qui a causé la mort*. Quel avantage peut-on obtenir en brûlant, en détruisant l'estomac? Il faut donc bannir entièrement de la thérapeutique un *poison aussi dangereux*. Il en est de même des *sels de cuivre*, des *oxydes d'arsenic*, et surtout de l'oxyde hydrocyanique. Personne, je pense, ne sera tenté de faire de nouvelles expériences, après les accidents qui ont eu lieu à Bicêtre.

« Des brûlures, des cautérisations à la tête, n'ont produit aucun résultat favorable, ont augmenté les accidents, ont occasionné des *inflammations mortelles*. M. Pariset soumit *vingt* pauvres épileptiques de Bicêtre à des expérimentations. Des *moxas*, quelquefois au nombre de *deux et même de trois, furent brûlés sur la partie la plus élevée de la tête; la brûlure pénétra jusqu'à la table externe des os*, les plaies furent entretenues avec le plus grand soin par M. Esquirol, qui lui succéda dans son service. M. Esquirol ne put constater aucune guérison.

« Que peuvent en effet, de pareils remèdes, puisqu'on agit sur des causes insaisissables, immatérielles, que l'on ne peut toucher, que l'on ne verra jamais! Vouloir rester éternellement sous le joug d'un matérialisme abrutissant et grossier, c'est se condamner à ne vouloir jamais rien faire de grand en médecine. Les maladies nerveuses suffiraient seules pour prouver la puissance infinie du Créateur.

« Boerhaave dit qu'il guérit des petites filles devenues épileptiques par imitation, en les menaçant de les jeter dans un brasier qu'il avait fait allumer. Depuis on n'a rien vu de semblable, et il est bon de ne pas faire abus de ce moyen, qui pourrait aggraver l'épilepsie puisqu'il l'occasionne le plus souvent. Le Dr Foville parle d'une mère qui, voulant débarrasser son enfant d'un hoquet, produisit brusquement du bruit derrière lui : l'enfant effrayé eut aussitôt une attaque d'épilepsie, et est resté sujet à cette affection. » (Musset, *Traité des maladies nerveuses.*)

N'est-il pas évident, en effet, que l'homme le plus robuste de corps et le plus sain d'esprit, auquel on ferait subir de pareilles tortures physiques et morales, de pareils supplices, deviendrait à coup sûr aliéné, idiot et épileptique? N'est-il pas évident qu'il succomberait en peu de temps par une mort violente et désespérée, par le suicide, ou traînerait pendant des années une vie automatique de souffrances physiques et morales, dans une tristesse profonde, endurant sans cesse intérieurement toutes les horreurs de l'ennui et toutes les angoises du désespoir, snas pouvoir les manifester extérieurement par aucune parole, par aucun geste, ni par aucun signe? A coup sûr, il n'en faut pas douter.

Le petit nombre d'aliénés que les médecins aliénistes se vantent d'avoir guéris, et dont par charlatanisme ils exagèrent le nombre, n'est réellement composé que de ceux qui, par la force de leur tempérament ou par un effet de la puissance et de la miséricorde de Dieu, ils n'ont pas pu tuer ni rendre incurables, et encore la plupart des prétendues guérisons qu'ils proclament dans leurs livres ne sont ordinairement que des intermittences, et la maladie reparaissant dans un intervalle plus ou moins éloigné, ces aliénés prétendus guéris, sortis de leurs établissements, sont placés ailleurs, et n'en restent pas moins à figurer dans les états de guérison qu'ils ont publiés.

Cependant, il faut le dire, malgré toutes les tueries opérées à Bicêtre *sur vingt ma-*

lades à la fois, pour une seule expérimentation, malgré toutes les tueries que l'on fait encore journellement et secrètement des pauvres et malheureux aliénés dans tous les établissements où ils sont emprisonnés, il n'est pas peut-être un seul des prétendus remèdes faux, absurdes, dégoûtants, barbares, atroces, que nous venons de détailler, qui, pendant ou après son administration entre les mains de certains médecins, ou dans certains temps, ou dans certain lieu, ou accompagné de certaine intention, de certaines paroles, de certains gestes, de certaines cérémonies ou certaines superstitions, n'ait été suivi de quelque guérison fallacieuse et insolite. Mais ces sortes de guérisons diaboliques sont très-fréquentes dans les pays où règnent l'idolâtrie et l'ignorance, dans les Indes, chez les peuples sauvages, et les nègres de l'Afrique qui adorent les *gris gris* et le *serpent manitou*. La médecine de ces peuples est toute surnaturelle, idolâtrique et superstitieuse, et les prodiges, et les faits surnaturels, les guérisons diaboliques qui se manifestent fréquemment à leurs yeux ne sont que très-réels, et sont attestés par les relations de tous les voyageurs.

Le magnétisme animal.

Le magnétisme animal, dit le Dr Fabre, a été employé autrefois à la Salpêtrière par M. Pariset; il n'a donné lieu à aucun résultat satisfaisant. Sans opinion préconçue contre cet agent, nous l'avons expérimenté : il nous a confirmé dans l'opinion émise par un médecin célèbre, que les expériences magnétiques doivent être faites en public. Deux fois nous avons donné nos soins à deux femmes dont le magnétisme avait eu pour résultat d'augmenter la maladie. »(*Bibliothèque du médecin praticien.*)

Faire *posséder* les pauvres aliénés pour les guérir de la *possession*, c'est un remède bien étrange; car il est de fait, comme nous l'avons déjà dit, que l'ange des ténèbres qui s'empare des somnambules, qui les possède complétement, qui parle par leur organe, sans qu'ils le sachent, lorsqu'il est consulté, dit souvent des mensonges, déguise quelquefois la vérité ou parle par équivoque; dit quelquefois de bonnes paroles, opère quelques fausses guérisons ou augmente la maladie; mais, quoi qu'il fasse, quoi qu'il dise, c'est toujours pour tromper, et s'il fait un petit bien, c'est toujours pour en tirer un grand mal : il révèle les choses cachées et prédit l'avenir ; il contente les uns et mystifie les autres; il sème la zizanie; il sait toujours à qui il parle ; il connaît les pensées, les dispositions des hommes, et agit diversement à leur égard, pour les tromper tous. C'est le même qui parlait autrefois par l'organe des pythonisses; il s'appelait jadis *esprit de Python*, il s'appelle maintenant *fluide magnétique*.

Sans doute il avait ses raisons pour agir comme il l'a fait à l'égard du Dr Pariset et du Dr Fabre. Avec le premier, il se tient coi et garde le silence; avec le second, il le mystifie, le tente de paillardise, se moque de lui en se servant probablement des organes des femmes qu'il avait magnétisées pour proférer des paroles obscènes et manifester à son égard des postures, des gestes, des provocations lubriques, ce qui arrive très-souvent et à l'insu des femmes magnétisées dont il possède entièrement le corps, qu'il livre sans défense et sans pudeur au magnétiseur et à ses amis.

Au surplus le magnétisme animal, ou vital, ou humain, quelque nom et quelque forme qu'on lui donne, n'est pas une nouvelle invention, n'est pas un progrès; c'est une des plus vieilles opérations idolâtriques. Tibulle dit qu'il employa ce moyen pour abuser d'une dame romaine à côté de son mari, tous les deux endormis d'un sommeil léthargique, magnétique.

Cinquante ans avant la naissance de Mesmer, le père Girard, jésuite, employait ce moyen diabolique pour violer la jeune et belle demoiselle Lacadière, de Toulon, qui était une de ses pénitentes. Les pièces du procès du père Girard forment un gros volume *in-folio.* Le magnétisme animal était alors connu sous le nom de *maléfice somnifère.* Mesmer changea le nom et la forme pour le déguiser; il escroqua par ce moyen 5 ou 600,000 fr. à ses dupes et à ses adeptes, et se retira ensuite dans son village, en Allemagne, où il mourut dans l'obscurité, quinze ou vingt ans après. Mesmer était un charlatan et un jongleur dans le genre du comte de Saint-Germain, du comte de Cagliostro, et de l'abbé Paramel.

L'agent surnaturel qui opère dans les personnes magnétisées est le même qui opère dans l'épilepsie, dans la manie, la catalepsie, la léthargie, la danse de Saint-Guy, etc. Il rend le corps impassible, de telle manière qu'on peut le violer, le mutiler, sans que l'âme de la personne magnétisée en prenne connaissance. Le magnétisme animal est un poison dangereux dont on devrait défendre l'usage, même aux médecins.

Nouvelle tuerie d'aliénés à Bicêtre, à la Salpêtrière, et à Charenton. — Avis aux parents d'aliénés.

Nous lisons dans les journaux d'aujourd'hui, 6 octobre 1851, que pendant le mois d'août dernier 199 aliénés des deux sexes sont entrés dans les hospices de la capitale, et qu'au 30 septembre suivant, 55 de ces infortunés étaient déjà morts. Comme l'aliénation mentale est une maladie de l'esprit qui ne tue pas, nous demandons qui est-ce qui a tuë ces 55 aliénés en moins de deux mois? A coup sûr, ce sont les médecins aliénistes de Bicêtre, de la Salpêtrière, de Charenton; ce sont les poisons, les faux remèdes, qu'ils ont fait administrer à ces infortunés, les tortures physiques et morales qu'il leur ont fait subir. A cela il n'y a point de doute.

Au surplus, nous soutenons que la privation de la liberté suffit seule pour rendre les aliénés incurables. On dira peut-être que laisser les aliénés libres, c'est les mettre dans l'occasion de commettre des meurtres, des incendies et d'autres excès. Je répondrai à cela que chez les Mahométans les aliénés sont parfaitement libres, qu'on les respecte, qu'on les révère comme des saints, et qu'on se trouve bien de ce régime. Je dirai encore que par un effet de la méchanceté de l'esprit infernal qui produit la folie, plus on maltraitera les aliénés, plus on les emprisonnera, plus on les torturera, plus on les empoisonnera, plus on les brûlera, plus on les massacrera, plus on les pendra, plus on les guillotinera, plus le nombre des aliénés augmentera, et plus ils commettront des meurtres, des incendies et d'autres excès. Satan, qui est le grand pourvoyeur des victimes, ne veut pas que les bourreaux restent les bras croisés. Ainsi, lorsque les moines inquisiteurs, les parlements et les conseils de guerre, par ordre des conciles, des papes, des évêques et des rois, condamnaient, torturaient, brûlaient les aliénés, hommes, femmes et enfants, comme sorciers, comme sorcières, les prétendus sorciers et sorcières apparaissaient par milliers de tout côté; il en était de même lorsqu'on les torturait et qu'on les brûlait comme hérétiques. Satan fournit les victimes, et les papes, les rois, les moines, les juges, les greffiers, les bourreaux, par le moyen des amendes, des frais et des confiscations, se partagent leurs dépouilles. La cupidité excite l'ardeur des bourreaux. Qu'on nous pardonne cette digression.

Ainsi il faut donc considérer comme perdu, tué au physique et au moral, tout aliéné, homme, femme ou enfant, qui est livré aux médecins aliénistes dans les établissements où ils sont enfermés.

Mais cependant, si, par nécessité, par accident ou par ordre supérieur, dans l'état actuel des choses, l'aliéné est conduit dans un de ces établissements, que doivent faire les parents et les amis du malade? Ils doivent, s'il leur est possible, les préserver de la vue et de l'approche des gendarmes, et empêcher toute intimidation; ils doivent l'accompagner dans l'établissement et ne le quitter ni la nuit ni le jour, au moins un ou deux d'entre eux, pour empêcher qu'on le saigne et qu'on le couvre de sangsues, qu'on le garrotte et qu'on lui applique la torture des douches, qu'on l'enferme seul ou avec d'autres aliénés; qu'on lui fasse subir les horribles supplices des bains prolongés et des bains par surprise; qu'on l'enferme dans une cellule obscure, nu, sur la paille comme un animal immonde; pour empêcher qu'on l'empoisonne avec le sulfate de strychnine, avec l'atropine, l'oxyde d'arsenic ou autres poisons; pour empêcher qu'on lui fasse subir l'horrible supplice de la sonde œsophagienne;

pour empêcher qu'on lui coupe les doigts, les orteils, les mains et les pieds ; qu'on lui ouvre le cou et la trachée-artère ; qu'on lui brûle la tête avec des moxas jusqu'au crâne ; qu'on lui brûle l'estomac avec des poisons ; pour empêcher qu'on se moque de lui, qu'on le batte et qu'on le pénètre de terreur ; pour empêcher qu'on le magnétise, qu'on attente à sa pudeur, surtout si c'est une femme ou une fille ; pour empêcher qu'on ne le porte u désespoir et au suicide.

Nous exhortons donc vivement, au nom de Dieu et de l'humanité, les parents et amis de l'aliéné, de ne pas l'abandonner d'un instant, aussi longtemps qu'il restera dans l'établissement ; à coucher un ou deux dans sa chambre, à manger avec lui, à le consoler, le distraire, et l'assurer qu'il n'a pas perdu, qu'il ne perdra pas sa liberté ; car, je le répète, la seule crainte de perdre sa liberté peut le porter au désespoir et au suicide, ou rendre sa maladie incurable.

Désaccord des médecins. — Tour de Babel.

Nous l'avons déjà dit, le Dr Fodéré, l'un des plus laborieux auteurs aliénistes, vu la diversité des systèmes et des opinions de ses confrères sur la nature, les causes, le siége et le traitement de l'aliénation mentale, appelle le résultat de leurs travaux et de leurs recherches une véritable tour de Babel, et les œuvres qu'ils ont publiés sur cette matière des *œuvres littéraires.* Mais voici ce que disait, il y a quelques jours sur ce sujet, l'un des avocats les plus renommés de la capitale, Me Delangle, plaidant devant le tribunal civil, et demandant l'annulation d'un testament pour cause de démence.

« Pour prononcer avec certitude sur l'influence de la conformation du cerveau, il faudrait être bien fixé sur le rôle que cet organe joue dans l'élaboration de la pensée, et sur ce point, non-seulement les médecins sont en désaccord avec les philosophes, mais ils ne sont pas même d'accord entre eux. On ne rencontre sur ce terrain du matérialisme que conjectures et incertitudes.

« Tout le monde sait l'histoire du célèbre Bichat. Il avait écrit que l'action des deux hémisphères cérébraux était simultanée, d'où il résultait qu'en cas d'inégalité de volume et de force entre eux, il y avait lutte et désaccord, et que l'intelligence en était altérée; d'où les idées fausses et incohérentes.

« Mais on lui a démontré pendant sa vie, à l'aide de l'observation des faits pathologiques les mieux constatés :

« 1° Que de graves altérations survenues graduellement dans la structure d'un hémisphère n'impliquaient point nécessairement le trouble des fonctions intellectuelles.

« 2° Que, dans ce cas, le malade se fatiguait plus promptement, ce qui s'expliquait par l'inaction de l'hémisphère qui cessait de suppléer à l'autre, et l'on a conclu de ces faits observés, et c'est un point reconnu, certain aujourd'hui dans la science, que l'action des hémisphères est non pas simultanée, mais alternative.

« 3° Quant à l'influence de l'inégalité de grosseur des hémisphères, c'est Bichat lui-même qui s'est chargé de donner à sa doctrine de prédilection le démenti le plus éclatant. Après sa mort, on a procédé à l'autopsie de son cerveau, et l'on a trouvé que les deux hémisphères étaient d'une inégalité de grosseur peu commune, ce qui n'a pas empêché de le proclamer un homme de génie.

« Peut-on davantage découvrir, à l'aide de l'autopsie, les traces de la maladie mentale, et peut-on surtout assigner une date certaine à cette maladie ? Il faudrait avant tout être fixé sur le siége de la folie ; et jusqu'ici les plus célèbres médecins n'ont pu se mettre d'accord entre eux. Les uns font jouer le principal rôle tantôt à la bile, tantôt au sang, et un autre prétend que c'est une maladie du fluide nerveux ; d'après Pinel, il semble que le siége de l'aliénation soit dans la région de l'estomac et des intestins, et que c'est du centre que se propage, comme par une espèce d'iradiation, le trouble de l'entendement. D'autres médecins enfin placent le siége de la folie dans le cerveau.

« En présence de ces difficultés, M. Esquirol conclut ainsi :

« C'est pour avoir négligé ces considérations qu'on a tant déraisonné sur le siége de cette maladie ; la description minutieuse et détaillée des altérations et des lésions organiques observées sur les cadavres des aliénés serait trop longue et d'autant plus superflue qu'elle n'offre rien de positif.

« 1º Toutes les lésions organiques observées chez les aliénés se trouvent dans les cadavres d'individus qui n'ont jamais eu de délire chronique.

« 6º Beaucoup d'ouvertures de corps d'aliénés n'ont présenté aucune altération, quoique la folie eût persisté pendant grand nombre d'années.

« 8º De toutes ces données, on peut conclure qu'il est des folies dont la *cause immédiate échappe à nos moyens d'investigation ;* que la folie dépend d'une modification inconnue du cerveau ; qu'elle n'a pas toujours son point de départ dans le cerveau, mais bien dans les foyers de sensibilité placés dans les diverses régions du corps.... Cette conclusion contrariera ceux qui prétendent, par le caractère du délire, pouvoir assigner la portion du cerveau qui est lésée... Je ne suis pas plus heureux pour l'intelligence de tout le système que l'on a imaginé pour expliquer le délire et les symptômes de l'aliénation mentale. Et il termine ainsi :

« Il y a trente ans, j'aurais écrit volontiers sur la cause pathologiques de la folie ; je ne tenterai pas aujourd'hui un travail aussi difficile, tant il y a incertitude, contradiction, dans les ouvertures de cadavres d'aliénés faites jusqu'à ce jour, etc. »

On le voit donc : Esquirol, après avoir passé plus de trente ans à chercher la cause pathologique et le siége de la folie dans le cerveau, dans le crâne, dans le sang, dans la bile, dans les nerfs, dans l'estomac, dans les intestins ; après avoir ouvert une multitude de cadavres et fait inutilement d'énormes collections de crânes, il avoue son ignorance. Pinel, Leuret, Fodéré, et tous les autres aliénistes, ne sont pas plus éclairés. Tous les ouvrages qu'ils ont publiés sur cette matière sont remplis d'erreurs très-pernicieuses dont les aliénés sont victimes. Le matérialisme les a tous aveuglés.

Véritable cause de la folie. — Véritable siége de cette maladie.

Certes, cela n'est pas étonnant, puisqu'on cherche la lumière là où elle n'est pas, puisqu'on prend le chemin des ténèbres et de l'erreur, au lieu de prendre le chemin de la lumière et de la vérité. Sans doute plus on avance dans le chemin de l'erreur et des ténèbres, comme l'a fait Esquirol pendant trente ans, plus aussi on rencontre de difficultés, d'incertitudes et de contradictions. A quoi servent tous les gros livres publiés par les médecins aliénistes sur la folie, sinon à répandre partout des erreurs très-préjudiciables aux malheureux aliénés?

Esquirol dit vrai, lorsqu'il avoue que, nonobstant ses longs travaux et ses nombreuses recherches, la cause immédiate de la folie a échappé à ses investigations; mais il est dans l'erreur lorsqu'il croit que *la folie dépend d'une modification inconnue du cerveau :* il est toujours infatué et aveuglé par son matérialisme.

La véritable cause, la cause immédiate de la folie, de l'épilepsie et de leurs variétés, qui a échappé à ses investigations et à celles de ses confrères Pinel, Fodéré, Leuret, Broussais, et autres, gît dans l'action malfaisante de l'esprit méchant, invisible et surnaturel, qui s'empare du corps et des organes de l'aliéné, se substitue à son âme qu'il tient captive, et produit tous les phénomènes naturels et surnaturels qui se manifestent dans ces maladies.

Le véritable siége de la folie, de l'épilepsie et de leurs variétés, et de toutes les maladies que les médecins aliénistes, pour couvrir leur ignorance, appellent *nerveuses*, n'est précisément ni dans le cerveau, ni dans les nerfs, ni dans le sang, ni dans l'estomac, ni dans les intestins; mais il est dans tout le corps à la manière de l'âme; et plus puissant que l'âme, il opère dans tous les organes et dans toutes les parties du corps des phénomènes extraordinaires pour tourmenter les malades et tromper les médecins. Ainsi il agit tantôt dans la tête, et remplit l'imagination de ténèbres que les médecins appellent *vapeurs;* tantôt il agit dans les nerfs et les muscles qu'il convulsionne; tantôt il agit dans l'estomac, dans le bas-ventre et les intestins, comme chez les hypochondriaques; tantôt il agit dans la matrice, le bas-ventre, le ventre et le cou, comme dans les hystériques; tantôt il agit dans le sang, dont il trouble la circulation; tantôt il agit dans la région précordiale, où il produit des angoisses inexprimables; tantôt dans les organes des sens, où il produit tous les phénomènes naturels et surnaturels que les médecins aliénistes appellent *hallucinations*; tantôt il s'empare doucement, secrètement de tout le corps, comme dans les somnambules dont il se sert comme de marionnettes, et parle par leur organe pour tromper les magnétiseurs et les imbéciles qui les consultent; tantôt, de la même manière, il produit la catalepsie, la léthargie, la manie, la monomanie, la démence, l'idiotisme, le crétinisme, et toute sorte de délire; tantôt il assaille et envahit le corps inopinément, avec violence et une sorte de rage et de fureur, et produit d'horribles convulsions, comme dans les épileptiques; tantôt, pour se moquer des médecins et faire mutiler, estropier les malades, il commence l'attaque par le bout d'un doigt ou d'un orteil: il décuple les forces ou les paralyse; il saute, il gambade avec les jambes des malades, dans la danse de Saint-Guy; il rend le corps très sensible, ou impassible et insensible à la douleur; il se mêle dans l'ivresse, et partout où il y a désordre dans la nature, on est sûr de le rencontrer, dit le savant médecin Frédéric Hoffmann. Certes, lorsqu'à une pareille cause, à un pareil agent, on voit les médecins aliénistes, trompés et aveuglés par lui, opposer des saignées à blanc, des sangsues, des douches, des bains prolongés, des bains par surprise, des moxas, des sétons, des cautères, des poisons de toute sorte, des amputations des doigts et des orteils, et mille autres prétendus remèdes absurdes, inouïs, atroces et barbares, qui n'ont aucun rapport avec la cause, et qui ne peuvent avoir d'autre effet que de tuer les malades ou les rendre incurables, et leur faire endurer un long martyre de souffrances physiques et morales, dont il est impossible de se faire une idée, tant elles sont graves et horribles, n'est-ce pas un devoir indispensable pour tous ceux qui voient ou savent ces choses de pousser des cris de détresse en faveur des victimes, et d'appeler l'attention, la pitié, la sollicitude, les secours de tous les amis de l'humanité, sur des milliers d'infortunés aliénés de tout sexe, de tout âge, de toute condition, que les médecins aliénistes, par aveuglement, par erreur et par cupidité, assassinent et martyrisent tous les jours ?

AUTRES OUVRAGES DU MÊME AUTEUR.

État déplorable des aliénés; 1 vol. in-18.

Les Aliénés devant les assises et les conseils de guerre; 1 vol. in-8.

Défense d'un jeune étudiant condamné par erreur à la peine de mort; in-8.

Paris. — Imprimerie de Rignoux, rue Monsieur-le-Prince, 31.

www.ingramcontent.com/pod-product-compliance
Ingram Content Group UK Ltd.
Pitfield, Milton Keynes, MK11 3LW, UK
UKHW021144260726
13994UKWH00001B/293